《妇产科学》（第9版）临床应用研究丛书

U0226824

妇产科重症医学

白 军◎编著

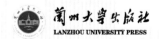

兰州大学出版社
LANZHOU UNIVERSITY PRESS

图书在版编目（CIP）数据

妇产科重症医学 / 白军编著. -- 兰州 ： 兰州大学
出版社，2023.6
（《妇产科学》（第9版）临床应用研究丛书）
ISBN 978-7-311-06484-6

Ⅰ．①妇… Ⅱ．①白… Ⅲ．①妇产科病－急性病－诊
疗②妇产科病－险症－诊疗 Ⅳ．①R71

中国国家版本馆CIP数据核字(2023)第097413号

责任编辑　郝可伟　宋　婷
封面设计　琥珀视觉

丛 书 名　《妇产科学》(第9版)临床应用研究丛书
本册书名　妇产科重症医学
作　 者　白 军 编著
出版发行　兰州大学出版社　（地址:兰州市天水南路222号　730000）
电　 话　0931-8912613(总编办公室)　0931-8617156(营销中心)
网　　址　http://press.lzu.edu.cn
电子信箱　press@lzu.edu.cn
印　 刷　西安日报社印务中心
开　 本　710 mm×1020 mm　1/16
印　 张　17.75(插页2)
字　 数　327千
版　 次　2023年6月第1版
印　 次　2023年6月第1次印刷
书　 号　ISBN 978-7-311-06484-6
定　 价　56.00元

总　序

　　《妇产科学》是一门动态发展的学科，随着临床医学科研的推陈出新、医疗设备的更新迭代，妇产科学的深度、广度和难度不断增大，妇产科学工作者面临新挑战、新机遇。如何快速梳理庞杂的知识理论体系，如何精准掌握各种知识点，如何应对临床应用化的现实需求，便显得尤为重要。《妇产科学》（第9版）临床应用研究丛书是白军博士汇集20年的临床经验，呈现给大家的匠心之作。

　　将繁复、枯燥的妇产科系列疾病所涉及的外科学、内科学、肿瘤学、病理生理学、遗传学、组织与胚胎学等学科知识综合化、表格化、对比化和实训化，使之变得"易读、易记、易理解"，是我对这部丛书的最深感触。我们深知对于疾病的治疗而言，离不开基础医学和临床医学的理论体系，这也是治疗这些疾病的基础。本丛书中的每个疾病，均涵盖解剖学、组织学、流行病学、病理生理学、病理学、临床医学、预防医学等相关知识，在妇产科学亚专科方向系统地阐述各个疾病所涉及的基础医学和临床医学理论。

　　如今的医学诊治理念提倡规范化、个体化、微创化、个性化、多元化，这一理念同样适用于《妇产科学》。随着学科不断亚专科化发展、循证医学临床日益深入、精准医学日趋完善、转化医学不断发展，妇产科学知识体系在临床应用中逐渐走向专科综合化，尤其是在妇产科急危重症、妇科肿瘤、妇科内分泌、女性盆底功能障碍、妇科微手术学等方面。本丛书除了对妇产科学各个亚专科所涉及的医学理论和临床实践进行总结和提炼，更注重学科交叉部分的融会贯通，使妇产科学在综合中走向专业，在专业中不失综合。

本丛书囊括《妇产科重症医学》《妇科肿瘤精准医学》《女性盆底功能障碍精准医学》《妇产科内分泌学》《妇产科微手术学》《妇科肿瘤化疗学》《妇科肿瘤分子免疫治疗学》《女性生殖器官整形学》《女性生殖道感染学》《生殖与优生遗传学》共 10 部著作，在妇产科学亚专科方向综合体现疾病的基础理论、临床理论和临床治疗和预防，更适应现代妇产科学临床实践的要求。

英国作家狄更斯曾说过："这是一个最好的时代，这是一个最坏的时代。"妇产科学亚专科方向综合化发展也同样适用，亚专科化的发展必然伴随着亚专科部分的综合，这也是《妇产科学》（第 9 版）临床应用研究丛书应运而生的时代背景，希望广大临床工作者能够适用时代的发展，在亚专科方向将医学知识综合化，将妇产科学掌握的更加扎实和规范，造福更多患者。

广东医科大学附属第一医院教授、主任医师
粤港澳联合培养博士生导师、博士后合作导师

2023 年 6 月

前　言

　　妇产科重症医学是妇产科学和重症医学的交叉学科，是临床医学的重要组成部分。妇产科重症疾病的临床处置不仅讲究治疗的时效性、整体性和组织性，而且要求理论基础的宽广性、临床技能的娴熟性、临床经验的丰富性。要成为一名合格的重症医学医师，必须拥有敏锐的临床观察力、准确的临床判断力和快速的临床治疗能力。因此，以妇产科学和重症医学理论为基础，编撰《妇产科重症医学》，促进学科理论建设，指导临床工作实践，是学科持续发展的基础和保障。

　　本书以《重症医学》《实用重症医学》《危重急症抢救流程解析及规范》《重症医学临床实践》《重症医学监测与治疗》为纲要，以《外科学（总论）》《诊断学》《病理生理学》和《围手术学处理》为基础，更新和整合《妇产科学》（第9版）重症疾病的各类知识点和各个专业医疗技能，同时结合临床实践，将妇产科重症疾病的各类知识和专业技能脉络化和系统化，突出妇产科重症医学的临床思维，展现妇产科重症医学的临床理论，服务妇产科重症医学的临床需求。

　　本书共分四个部分，系统、全面、深入地阐述妇产科重症医学所涉及的理论知识和临床诊疗技能，包括器官衰竭理论、重症监测项目理论、妇产科重症疾病的临床特征和重症操作技能。本书围绕妇产科重症疾病（广泛子宫切除术、盆腹腔淋巴结清扫术、子宫胎盘卒中、羊水栓塞、产褥感染等）的发病基础、临床特征、治疗方案、监测手段等展开论述，紧扣心、肺、脑、肝、肾等重要器官衰竭的病理生理特征，论述重症医学监测项目（动态心电图、血气分析、B超、凝血功能障碍等）的基本理论和临床监测特征，系统介绍重症医学的基本操作技能（心肺复苏、器官插管、呼吸机应用、透析仪应用、清宫术等）。

本书在编著内容和体例上做了积极的创新，在书写上以表格化、脉络化、系统化的表述形式展开，内容简洁，形式新颖，层次分明，可读性强。

由于本书涉及内容广泛，书中不足之处在所难免，恳切希望广大读者批评指正。

目　录

第1章　妇科重症

1.1　外阴裂伤/血肿

1.1.1　外阴解剖特征

概念	生殖器外露部分。
部位	左股内侧、右股内侧、耻骨联合、会阴之间。
组成	阴阜:耻骨联合前面隆起的脂肪垫。
	大阴唇:纵形隆起的皮肤皱襞(两股内侧)。
	小阴唇:薄的皮肤皱襞(大阴唇内侧)。
	阴蒂:小阴唇顶端下方的海绵体组织。
	阴道前庭:阴蒂、阴唇系带、左右小阴唇之间的菱形区域。
血供	阴部内动脉:髂内动脉前干终支,在坐骨肛门窝,分出①痔下动脉(直肠下段+肛门)、②会阴动脉(会阴浅部)、③阴唇动脉(大、小阴唇)、④阴蒂动脉(阴蒂+前庭球)。

1.1.2　外阴病理特征

①外阴皮下为疏松的结缔组织（CT）和脂肪组织（FT），含丰富的动脉/静脉（A/V）、淋巴管（LV）和神经（N）；②外阴裂伤出血较多或血肿较大，可引起创伤性休克；③需紧急外科处理。

1.1.3 外阴裂伤/血肿临床诊断

病史	骑跨伤、高空坠落、外阴撞击等。	
临床表现	症状:外阴部疼痛难忍,伴行走不便。	
	体征:外阴肿胀、青紫/紫蓝色不规则隆起的肿块,压迫(++),可伴波动感。外阴皮肤破裂可伴活动性出血。	
	注意:①是否同时合并阴道损伤,甚至其他脏器的损伤;②监测血压(BP)、呼吸(R)、心率(HR),及时发现并治疗创伤性休克。	
辅检	实验室检查:血常规、血凝常规。	
	B超:常规行盆腔脏器B超。 MRI:探测血肿与周围器官组织的毗邻关系,出血对周围器官组织的浸润程度。	

1.1.4 临床治疗

1.1.4.1 治疗前准备

①严密监测生命体征,观察血肿大小、裂伤出血情况;②行三合诊、B超,排除阴道、尿道、膀胱、直肠损伤;③血常规和血凝常规;④如有休克症状,立即行抗休克治疗,同时手术治疗;⑤预防性抗生素治疗,防止全身炎症反应综合征(SIRS)和感染性休克。

1.1.4.2 保守治疗

指征	血肿小(≤5 cm),无增大趋势。
方法	静脉滴注抗生素、止血药,视情况肠外营养。
	①压迫止血;②冷敷24 h;③热敷/超声波/红外线;④4~5 d后,可抽吸积血,加速血肿消退。
	无菌纱布覆盖,"丁"字带加压包扎,阴道内放置纱布卷加压。
其他	注意:血肿形成后最初24 h内(尤其是最初数小时内)避免抽吸积血,因为渗出的积血有压迫止血作用(抽吸后容易诱发再次出血)。

1.1.4.3 手术治疗

指征	①血肿φ≥5 cm;②血肿不易吸收;③血肿保守治疗无效;④血肿持续增大;⑤血肿感染。 注:如为新鲜裂伤,止血清创缝合。
方法	麻醉:①局麻;②阴部神经阻滞;③硬外麻。
	体位:截石位(常规导尿)。
	切口:最薄弱处或突出的皮肤表面。
	方法:①纵行切开,直达血肿腔,清除积血块;②常规细菌培养,冷无菌0.9%NaCl注射液冲洗血肿腔;③自血肿底部开始间断或荷包缝合(可吸收线),关闭血肿腔,不留腔隙。
	包扎:无菌纱布覆盖,"丁"字带加压包扎,阴道内放置纱布卷加压。
	抗炎:手术后静滴抗生素、止血药,视情况肠外营养;手术后留置导尿管24 h。
引流	引流条放置指征:①血肿腔大;②少量渗血;③感染(±)。
其他	血肿感染:清创、止血、引流。
	注:感染的血肿只清创不缝合。

1.1.5 临床实例示范

女,24岁,以"攀崖坠落伴晕厥5 h"之主诉入院。登山时不慎从高约15 m的山崖上跌落,队友护送途中晕厥。查体:T37.4℃,R22次/分,P112次/分,BP79/51 mmHg。全身多处擦伤,心肺(-),全腹无压痛,反跳痛、腹水症(+),各种反射存在。妇检:外阴形状消失,有一大小约20 cm×15 cm青紫色不规则包块,其上有一长4 cm的不规则伤口,有少许活动性出血,阴道检查未做。查BRT:WBC9.6×10⁹/L,RBC3.2×10¹²/L,HB55 g/L,PLT102×10⁹。CRT:PT20 s,APTT45 s,TT20 s,FIB4 g/L,DD0.21 mg/L,FDP5 mg/L,3P(-)。LFTs:ALT13 U/L,AST21 U/L,ALP62 U/L。RFTs:BUN5.2 mmol/L,Cr99.4 μmol/L。ABG:pH7.42,PaCO₂41 mmHg,PaO₂99 mmHg,BE2.2。SEL:Na⁺144 mmol/L,K⁺5.2 mmol/L,Ca²⁺2.31 mmol/L,Cl⁻ 100 mmol/L。B超:肝、胆、胰、脾、肾(-),腹水(-),子宫双附件(-),盆腔未见骨折,阴道黏膜连线完整,未见肿块。ECG:窦性心动过速。胸部X射线片(-),头颅CT(-)。

问题1：攀崖坠落伴晕厥5h；P112次/分，BP 79/51 mmHg；会阴包块20 cm×15 cm，伴活动性出血。诊断：外阴血肿、创伤性失血性休克。

问题2：全身脏器无损伤，腹水（−），阴道黏膜连续性完整，不伴血肿，无骨折；CRT处于正常值上限；SEL、ABG、LFTs、RFTs均正常，临床可仅处理失血性休克和外阴血肿就可以了。

问题3：血肿≥5 cm，需手术处理（血肿切开引流+创伤缝合），选择硬外麻或阴部神经阻滞，加压包扎。

问题4：补液抗休克，同时抗感染。

1.2 阴道损伤

1.2.1 阴道解剖

部位	正骨盆中央。
特征	①前壁7~9 cm；②后壁10~12 cm；③管道呈上宽下窄状；④上端包绕宫颈阴道部；⑤前、后、左、右四个穹隆；⑥下段有处女膜。
结构	①黏膜层(非角化鳞状上皮；无腺体)；②肌层(内环外纵平滑肌)；③纤维膜(与肌层紧密连接)。
毗邻	①前面膀胱尿道；②膀胱子宫凹陷；③后面直肠；④直肠子宫凹陷。
临床	道格拉斯窝是穿刺、引流和手术的入路。
血供	①阴道中、下段前后壁(包括膀胱颈+膀胱)：髂内动脉前干分支；②阴道上段：子宫动脉-阴道支；③阴道中段：阴道动脉；④阴道下段：阴部内动脉+痔中动脉。
	注：支配阴道的动脉相互交织吻合，形成复杂的动脉网。

1.2.2 阴道病理特征

①阴道黏膜血运丰富，药物或毒物易吸收，可引起全身中毒；②阴道黏膜抗损伤性弱，易出血，易形成溃疡；③阴道后穹隆组织较薄弱，位置较低，容易损伤；④幼女、绝经后妇女阴道壁菲薄，容易造成损伤；⑤阴道壁富含静脉丛，损伤后易出血或形成血肿。

1.2.3 阴道损伤临床类型

药物损伤	一般有阴道药物、毒物、腐蚀性物体放置史。
	脓血性白带或鲜血；阴道壁广泛充血、出血，散在黏膜溃疡、坏死、粘连、狭窄。
	全身药物中毒症状；中毒性休克症状；肾衰竭。
性暴力损伤	暴力性交史。
	①阴道：活动性出血；②阴道口：不规则裂伤；③阴道壁：血肿+不规则裂伤；④后穹隆：半月形裂伤(环绕宫颈)。
	失血性休克症状。
刺伤割伤	针对外生殖器、阴道的暴力伤害史。
	刀刺伤、刀割伤，切口整齐，血管损伤严重，阴道壁血肿和深部脏器损伤；假阳具、铁棒、钢管阴道捅伤，后穹隆破裂。
	失血性休克症状。
分娩损伤	难产史、巨大儿、产钳/胎吸助产史。
	①阴道活动性出血，色鲜红，量较多；②阴道壁血肿形成；③外阴、阴道口、阴道壁：可见多处不规则裂伤，裂伤深浅不一，可达直肠；④多伴宫颈纵行裂伤，少数宫颈横断。
	失血性休克症状。
其他	①腹膜破裂→腹痛腹胀；②直肠破裂→阴道可见类便；③膀胱破裂→阴道可见尿液。

1.2.4 诊断注意事项

常规	生命体征监测(严重者心、肺功能监测)。
妇检	详细的妇科检查是诊断和治疗的关键,切勿漏诊。
	阴道壁伤口数目、形状、长度、深度、出血情况。
	阴道后穹隆损伤的深度和范围,是否贯穿阴道壁、腹膜,是否贯穿腹腔。
	宫颈裂伤长度、形状、出血情况。
	注意:①暗伤(黏膜下损伤,即阴道黏膜完整而阴道肌壁损伤);②阴道血肿大小、形状、部位;③是否合并尿道、膀胱损伤,是否合并直肠损伤。
生化	血常规、血凝常规。
	肝功能、肾功能、电解质。
	白带常规、阴道分泌物微生物检测和药敏试验。
	阴道残留药物毒物检测。
	阴道暴力伤害(刀割伤/刺伤)注意破伤风。
B超	探测是否合并盆腔深部脏器损伤。
其他	中毒症状监测。

1.2.5 阴道损伤的治疗

1.2.5.1 药物治疗

清创	清除阴道残留药物。
	清除坏死黏膜组织。
	清洗:①0.9% NaCl 注射液;②1:5000 $MnSO_4$ 洗液;③1:1000 苯扎溴铵洗液。
治疗	金霉素粉喷敷,1天1次(qd),直至溃疡或炎症消退。
其他	注意:阴道清洗后,擦干再敷药物,否则降低治疗效果。

1.2.5.2　手术治疗

麻醉	局麻、会阴神经阻滞、骶管麻醉、腰麻。
体位	截石位;常规导尿排空膀胱。
妇检	再次妇检,核实阴道损伤部位、大小、深浅,再次检查肛门和直肠。
手术方法、步骤	阴道壁裂伤:有活动性出血,4号丝线缝扎,再用0号可吸收线缝合。
	阴道壁血肿:切开、清除积血、缝扎止血。
	后穹隆破裂:阴道拉钩(或阴道重锤)扩张阴道,间断缝合(0号可吸收线)。
	直肠损伤:①间断缝合(3号可吸收线)直肠黏膜下组织(注:切忌贯穿直肠黏膜);②再缝合直肠肌组织和浆膜;③最后间断缝合阴道壁(2号可吸收线)。 注:手术后PN,禁止排便3天。
	膀胱损伤:间断缝合膀胱壁(3号可吸收线),缝合阴道壁(0号可吸收线)。 注:手术后放置导尿管5～7 d。
	腹腔损伤:裂伤延及腹膜并达到腹腔,立即开腹缝合裂伤组织。

注:PN,肠外营养。

1.2.5.3　抗休克、抗感染、解毒治疗

症状	治疗依据	治疗方式
休克	RBC、HB、HCT	晶体液和胶体液,必要时输血治疗,详见"休克"章节。
感染	WBC、CPR	①细菌培养;②药敏试验;③经验性抗感染治疗。
止血	血凝常规	止血治疗,必要时输注血小板。
解毒	毒物检测	对应毒物进行解毒治疗,必要时透析治疗。

1.2.6　附：处女膜损伤

概念	处女膜损伤是一种特殊的阴道损伤。
解剖	处女膜富含结缔组织、血管、神经末梢。
转归	处女膜损伤出血可自行停止,但处女膜解剖变异(异常血管、厚薄程度)可致损伤后出血较多,甚至引起失血性休克。
治疗	需结扎异常血管,缝合损伤部位。
	同时给予预防感染治疗。

1.2.7　临床实例示范

女,19岁,以"会阴刀刺伤2 h"之主诉入院。2 h前和男友争吵,被对方用刀连捅会阴5次。查体:T36.8℃,R18次/分,P98次/分,BP89/58 mmHg。心、肺、腹(−),各种反射存在。妇检:外阴有血迹,有5处长约1 cm的新鲜伤口,整齐,有活动性出血,阴道左、右侧壁均有直径约3～4 cm血肿形成。查BRT:WBC 8.1×10^9/L,RBC 5.1×10^{12}/L,HB 98 g/L,PLT 214×10^9。CRT:PT18 s,APTT39 s,TT17 s,FIB 3.6 g/L,DD 0.19 mg/L,FDP 4.8 mg/L。SEL:Na$^+$137 mmol/L,K$^+$ 4.9 mmol/L,Ca^{2+}2.28 mmol/L,Cl$^-$ 99 mmol/L。B超:宫颈子宫双附件(−),阴道黏膜部分中断,左侧、右侧、后壁分别有3 cm×3 cm、4 cm×3 cm、4 cm×5 cm的血肿。

问题1:外阴刀刺伤,伤口有活动性出血,BP89/58 mmHg。诊断:轻度失血性休克。

问题2:缝合伤口;血肿<5 cm,缝扎止血,加压包扎。

问题3:补液抗休克,同时抗感染。

1.3　异位妊娠

1.3.1　输卵管妊娠

1.3.1.1　输卵管解剖

形状	长8～14 cm,细+长+弯曲。
性状	肌性管道。
部位	阔韧带上缘内,内连子宫,外呈伞状游离。
分部	间质部:肌层部(1 cm),腔窄。
	峡部:内侧部(2～3 cm),腔小细直。
	壶腹部:中间部(5～8 cm),壁薄、腔大、弯曲、皱襞丰富。
	伞部:外侧部(1～1.5 cm),开口于腹腔。
组织结构	外层(浆膜层):即腹膜。
	中层(平滑肌层):收缩作用+屏障作用;收缩以协同拾卵、送卵;屏障以阻滞经血逆流和炎症扩散。
	内层(黏膜层):单层高柱状上皮(纤毛细胞、无纤毛细胞、无纤毛细胞的前身、未分化细胞/储备细胞),具有摆动、分泌细胞功能。

1.3.1.2　输卵管妊娠的临床表现

症状	异位妊娠三联征:停经、腹痛与阴道流血。
	出血不多:BP上升(代偿性+轻度)。
	出血较多:面色苍白、脉搏细弱、HR上升、BP下降等。
体征	下腹压痛、反跳痛、肌紧张,腹部移动性浊音(+),下腹包块。
妇检	未破裂(未流产):①子宫略大较软;②输卵管胀大及压痛。
	已破裂(已流产):①后穹隆饱满+触痛;②宫颈举痛(+);③子宫漂浮感。
	肿块(子宫一侧或后方):触痛(+),边界不清。
	间质部破裂:①子宫大小和停经月份相符;②子宫不对称,一侧角突出;③临床类似子宫破裂。

1.3.1.3 输卵管妊娠的临床转归

壶腹部和伞部	时间:妊娠8~12周流产、出血。
	完全流产:出血一般不多。
	不全流产:残余滋养细胞继续侵蚀组织致反复出血。
	注意:出血的量和持续时间与残存在输卵管壁上的滋养细胞多少有关。
峡部	时间:妊娠6周左右破裂、出血、休克。
	胚胎停育:临床上常被忽略,靠血hCG进行诊断,但血hCG水平很低,常被诊断为未知部位妊娠,不容易与宫内妊娠隐性流产相鉴别。
	陈旧性宫外孕:输卵管妊娠流产或破裂,若长期反复内出血形成的盆腔血肿不消散,血肿机化变硬,并与周围组织粘连。机化性包块可存在多年,甚至钙化形成石胎。
	继发腹腔妊娠:无论输卵管妊娠流产或破裂,胚胎从输卵管排入腹腔内,或阔韧带内,多数死亡,偶尔也有幸存者。若存活胚胎的绒毛组织附着于原位或排至腹腔后重新种植而获得营养,可持续生长发育,形成继发性腹腔妊娠。
间质部	时间:妊娠12~16周破裂、出血、休克。
	胚胎停育、陈旧性宫外孕、继发性腹腔妊娠。
	注意:输卵管间质部妊娠与宫角妊娠的病理区别:间质部妊娠更靠近输卵管黏膜,而宫角妊娠则位于宫腔侧上方。

1.3.1.4 输卵管妊娠诊断

B超	B超:诊断妊娠部位的"金标准"。
	诊断:宫腔内无孕囊,宫腔外有孕囊。
	可疑诊断:宫腔外"混合回声区""游离暗区"。注意宫外无异常回声,不能排除异位妊娠。
	注意鉴别:宫内假孕囊与宫内妊娠。

人绒毛膜促性腺激素(hCG)测定	总则:异位妊娠hCG(+)>99%,只有极少数hCG(-),例如陈旧性宫外孕。
	妊娠或异位妊娠:hCG(+)+孕囊定位。
	未知部位妊娠:超声未发现孕囊,警惕异位妊娠。
	hCG≥3500 U/L,异位妊娠(±)。hCG<3500 U/L,但hCG上升(持续),复查B超定位孕囊;若hCG不升高或升高缓慢,可刮宫病检确诊(仅见蜕膜未见绒毛)。
穿刺	指征:腹腔内出血(±)。
	注:抽出暗红色不凝血液,标本放置10 min左右不凝,提示腹腔积血。注意:与误穿静脉血鉴别。
腹腔镜	误诊:输卵管扩张+色泽变异。
	漏诊:孕囊过小(发生率为3%～4%)。

1.3.1.5　输卵管妊娠手术治疗

指征	①生命体征不稳定或腹腔内出血;②异位妊娠有进展(血hCG>3000 U/L或持续上升、有胎心搏动、附件区包块大);③随诊不可靠;④药物禁忌症或无效;⑤持续性异位妊娠。
保守手术	指征:有生育要求+年轻,特别是对侧输卵管已切除或明显病变者。
	方法:①伞部:挤出妊娠产物;②壶腹部:输卵管切开+取胚+缝合;③峡部:病变切除+断端吻合。
	持续性异位妊娠:输卵管保守手术后,残余TC继续生长,引发出血+腹痛。发生率为3.9%～11%。
	诊断:①手术后血hCG上升或hCG不降;②手术后1 d血hCG下降<50%(手术前);③手术后12 d血hCG下降<10%(手术前)。
根治手术	无生育要求+休克。
	循证医学:支持患侧输卵管切除(对侧输卵管正常者)。

1.3.1.6 输卵管妊娠药物治疗

适应症	①病情稳定或持续性异位妊娠;②明确异位妊娠(排除宫内妊娠);③无药物禁忌症;④未破裂/流产;⑤孕囊 $\varphi<4$ cm;⑥hCG<2000 U/L;⑦无内出血。
禁忌症	①生命体征不稳定;②异位妊娠破裂;③孕囊 $\varphi\geq4$ cm 或 $\varphi\geq3.5$ cm 伴有胎心搏动;④过敏、血液疾病、免疫缺陷。
全身用药	甲氨蝶呤(MTX)5 天疗法:肌内注射(im),0.4 mg/(kg·d);MTX 单次疗法:im,50 mg/m²。 治疗4~7 d 血 hCG 下降<15%,须重复治疗,然后每周测血 hCG,直至血 hCG 降至 5 U/L。一般需 3~4 周。 显效:用药 14 d,血 hCG 下降连续 3 次(−),腹痛缓解或消失,阴道出血减少或停止。
局部用药	将药物直接注入妊娠囊(穿刺或腹腔镜)。 药物:MTX、10%KCl、C_2H_5OH(无水)。

1.3.2 卵巢妊娠

概述	孕囊位于卵巢内;IR:1/50 000~1/7 000。
诊断	①妊娠同侧输卵管完整;②孕囊在卵巢内;③卵巢固有韧带连接孕囊和子宫;④绒毛中有卵巢组织。
转归	①早期破裂(绝大多数);②妊娠足月(极少数);③胎儿存活(罕见)。
治疗	①卵巢部分或楔形切除;②卵巢切除;③卵巢+输卵管切除。
鉴别	输卵管妊娠、黄体破裂。

注:IR,发病率。

1.3.3　腹腔妊娠

概述	孕囊位于腹腔(除输卵管、卵巢和阔韧带外)。IR:1/25 000～1/10 000。
诊断	原发性腹腔妊娠:①输卵管和卵巢无异常;②无子宫腹膜瘘;③妊娠只存在于腹腔内。
	继发性腹腔妊娠:其他类型异位妊娠的孕囊坠入腹腔并存活,包括宫内孕囊经子宫腹膜瘘进入腹腔。
妇检	宫颈上移;子宫小于妊娠月份,并偏于一侧。
转归	母体死亡率:5%。胎儿存活率:1%(胎儿不易存活至足月)。
治疗	剖腹取出胎儿。
	胎盘附着于子宫(或输卵管、阔韧带):胎盘+附带器官一起切除。
	胎盘附着于腹膜(或肠系膜):胎儿存活或死亡<4周,紧靠胎盘处结扎脐带,半年后胎盘逐渐吸收,切记不能剥胎盘;胎儿死亡≥4周:可试行剥离胎盘,或置胎盘于腹腔,一般不做胎盘部分切除。注:胎盘未吸收或发生感染,剖腹切除或引流。
	手术后抗生素预防感染。
	胎盘留置腹腔者:定期B超+血hCG监测。
其他	多专科抢救团队:备血、肠管准备、输尿管插管、子宫动脉插管等。

1.3.4　宫颈妊娠

概述	孕囊着床于宫颈管。IR:1/12 400～1/8 600。
诊断	多见于经产妇,很少维持至20周。
	①宫颈膨大,而子宫常大;②孕囊完全在宫颈管内;③诊刮宫腔内无绒毛。
治疗	宫颈管搔/吸刮术。
	①手术前备血;②手术前行TAE;③MTX 5天疗法:im,20 mg/d;④MTX单次疗法:im,50 mg/m²;⑤MTX 50 mg或10%KCl溶液2 mL注入孕囊。
	手术后准备:纱布条填塞宫颈管、水囊压迫、或双侧髂内动脉结扎;切除子宫。
其他	注:与难免流产鉴别。

　注:TAE,子宫动脉栓塞术。

1.3.5　残角子宫妊娠

概述	受精卵在残角子宫内着床和发育,多见于初产妇。
诊断	妊娠的残角子宫外还有一较小的单角子宫。
转归	ROU(完全或不无安全):孕14～20周;类似间质部妊娠;偶有足月妊娠者。
治疗	妊娠早/中期:切除残角子宫。
	妊娠晚期:先剖宫产,后切除残角子宫。

注:ROU,子宫破裂。

1.3.6　剖宫产疤痕部位妊娠（CSP）

概述	受精卵着床于前次剖宫产切口疤痕。但是一个限时定义,仅限于孕早期。
诊断	①确定无宫腔妊娠;②确定无宫颈妊娠;③妊娠部位确定是子宫峡部前壁;④子宫肌前壁中断。
治疗	指导原则:CSP预后凶险。
	治疗原则:一经确诊,终止妊娠(多建议)。
	药物治疗:MTX是首选药物。
	手术治疗:①清宫(超声导引);②宫腔镜;③子宫动脉栓塞术。
	注:继续妊娠需严密监测,一旦发生并发症,及时终止妊娠。
转归	内生型→向子宫内→前置胎盘+胎盘植入。
	外生型→向子宫外→凶险性前置胎盘。
其他	鉴别诊断:流产(不全+难免)、宫颈妊娠。

1.3.7　临床实例示范

女,32岁,以"停经16周,体检发现腹腔妊娠"之主诉入院。既往月经规律,4/28天,停经40天出现恶心等胃肠反应,持续1个月消失,妇检提示子宫稍大、软,B超提示无宫内妊娠,现停经4个月,感胎动,B超提示胚胎位于腹腔,胎盘附着于肠系膜。查体:T 36.7℃,R 20次/分,P 76次/分,BP 123/79 mmHg。

心、肺（–），腹部稍膨隆，可闻及胎心，各种反射存在。妇检：子宫稍大软，双附件未见异常。查BRT、URT、CRT、LFTs、RFTs、ABG、SEL均无异常。ECG（–）。B超：腹腔妊娠，约16周大小，胎盘附着于回肠系膜。

问题1：停经16周，体检发现腹腔妊娠；B超提示胚胎位于腹腔，胎盘附着于肠系膜。诊断：腹腔妊娠。治疗原则：立即剖宫取胎。

问题2：剖宫产取胎（腹腔妊娠极具危险性，涉及生殖系统和消化系统，一旦破裂出血，导致肠管坏死、感染性休克）。

问题3：手术也同样极具风险性。手术前需肠道准备、备血、TAE、UA插管，组建产科、胃肠外科、心内科、血液科、麻醉科、重症科抢救团队。

问题4：胎盘处理是腹腔妊娠的核心措施，一般脐带结扎，半年后再视情况取出，手术后需抗感染、监测hCG、监测胎盘退化吸收程度。

问题6：胎盘不能强行剥离，也不做部分切除。

1.4 盆腔炎性疾病（PID）

1.4.1 盆腔脏器解剖

子宫（详见1.10.1章节）；卵巢（详见1.7.1章节）；输卵管（详见1.3.1.1章节）。

1.4.2 PID概述

概念	上生殖道感染系列疾病。
	包括：①子宫内膜炎；②输卵管炎；③TOA；④盆腔腹膜炎。
	好发于：性活跃期+生育期；少发于：初潮前+无性生活+绝经后。
病因	外源性：CT、MG、GC。
	内源性：阴道内微生物群。
	厌氧菌特点：①易形成盆腔脓肿(70%～80%可培养出厌氧菌)；②感染性血栓静脉炎；③脓液(粪臭味+气泡)。 注：内源性感染、外源性感染、混合感染(最多见)。

续表

传播	上行感染:GC、CT、SC。
	淋巴传播:链球菌、E.coli、厌氧菌。
	血液传播:结核杆菌。
	直接蔓延:阑尾炎。
高危因素	①15~25岁女性;②性活跃期女性;③下生殖道感染;④宫腔手术;⑤性卫生不良;⑥直接蔓延;⑦PID再次发作。
病理	①急性子宫内膜炎及子宫肌炎;②急性输卵管炎、输卵管积脓、TOA;③急性盆腔腹膜炎;④ACT;⑤败血症及脓毒败血症;⑥Fitz-Hugh-Cuitis综合征。

注:TOA,输卵管卵巢脓肿;CT,沙眼衣原体;MG,生殖道支原体;GC,淋球菌;SC,葡萄球菌。

1.4.3　PID诊断

最低标准	①宫颈举痛;②子宫压痛;③附件区压痛。
附加标准	T>38.3℃(口表)。
	宫颈分泌物:脓性;宫颈上皮:脆性增加。
	阴道分泌物WBC上升。
	ESR上升。
	CRP上升。
特异标准	宫颈分泌物:淋球菌(+)或CT(+)。
	病检:子宫内膜炎。

注:宫颈分泌物正常,阴道分泌物无WBC,考虑非PID。CT,沙眼衣原体。

1.4.4 PID 手术治疗

手术指征	总则:抗生素控制不满意的 TOA 或 PA。	
	药物治疗无效:药物治疗 48～72 h,体温持续不降,中毒症状加重,包块增大。	
	脓肿持续存在:药物治疗好转,继续控制炎症 2～3 周,包块仍未消失但已局限化。	
	脓肿破裂:①腹痛突发加剧、寒战、高热、呕吐;②脓肿破裂诊治延误,DR 上升;③拟诊脓肿破裂,立即抗生素+手术治疗。	
手术方式	原则:切除病灶为主。	
	保守手术(尽量保全卵巢功能):年轻妇女。	
	全子宫+双附件切除术:①年龄大;②双侧附件受累;③多次发作的 TOA。	
	穿刺引流(经皮或阴道):极度衰弱危重者。注:引流时同时注入抗生素。	

注：PA,盆腔脓肿。

1.4.5 PID 静脉给药治疗方案

方案	治疗方法
A	头霉素或头孢菌素类: CTT:2 g,静脉滴注(ivgtt),1 天 2 次(bid)(或 FOX:2 g,肌内注射(iv),6 小时 1 次(q6h)+ DXT 100 mg,ivgtt/口服(po),bid。
	注:①注:ivgtt 改 po:症状+体征改善至少 48 h 后。DXT:100 mg,po,bid,14 d(或 MIN:0.1 g,po,bid,14 d;或 AZT:0.25 g,po,qd,7 d,注:AZT 首剂量加倍)。②TOA 需加 DA 或 MNZ;③CTX/ZOX/CRO+抗厌氧菌药物。
B	克林霉素+氨基糖苷类: DA:900 mg,ivgtt,tid(或 MY:0.9g,ivgtt,tid)+ GM,首次负荷量:2 mg/kg,iv/ im,tid,维持剂量 1.5 mg/kg,tid。
	注:ivgtt 改 po:症状+体征改善至少 48 h 后。DA:450 mg,po,q6 h,14 d(或 DXT:100 mg,po,bid,14 d)。

续表

方案	治疗方法
C	青霉素类+四环素类： SAM:3 g,ivgtt,q6 h(或 AMC1.2 g,ivgtt,q6 h/8 h)+DXT(MIN)0.1 g,po,bid,14 d(AZT:0.25 g,po,qd,7 d,注:AZT首剂量加倍)。
D	氟喹诺酮类+甲硝唑类： OFX:0.4 g,ivgtt,bid(或 LVX0.5 g,iv,qd)+ MNZ :0.5g ,ivgtt,bid。

注：CTT，头孢替坦；FOX，头孢西丁钠；CTX，头孢噻肟钠；ZOX，头孢唑污；CRO，头孢曲松钠；DXT，多西环素；MIN，米诺环素；AZT，阿奇霉素；DA，克林霉素；MY，林可霉素；GM，庆大霉素；SAM，氨苄西林舒巴坦钠；AMC，阿莫西林克拉维酸钾；OFX，氧氟沙星；LVX，左氧氟沙星；MNZ，甲硝唑。

1.4.6　PID后遗症

概念	PID 未正确诊断、未及时治疗引发的系列疾病。
病理	①组织破坏:粘连+增生+疤痕;②输卵管:增生+增粗+阻塞;③输卵管卵巢肿块;④输卵管积水/积脓;⑤TOA;⑥CTD(冰冻骨盆)。
疾病	①不孕率:20%～30%;②异位妊娠增加 8～10 倍;③慢性盆腔痛:20%,常发生在 PID 后 4～8 周;④PID 反复发作:约 25% 将再次发作。
治疗	不孕者:辅助生殖。 慢性疼痛者:对症治疗,包括中药、理疗等。 反复发作的 PID:抗生素+手术治疗。 输卵管积水者:需要手术治疗。

注：CTD，结缔组织病。

1.4.7　临床实例示范

女，38岁，以"发现盆腔包块间断性腹痛5年，加剧伴发热1天"之主诉入院。5年前无诱因出现经间期下腹痛，B超提示盆腔包块，自行口服抗生素好转，未正规治疗。1天前腹痛加剧高热。查体：T 39.6℃，R 24次/分，P 110次/分，

BP114/64 mmHg。全身皮肤发热，心率110次/分，律齐，双肺呼吸急促，全腹压痛、反跳痛、肌紧张，腹水症（+），各种反射存在。妇检：外阴（−），阴道通畅，有脓性分泌物，宫颈举痛（+），子宫压痛（+），子宫固定，双附件触诊不清。查BRT：WBC15.7×10^9/L，Neut 0.92，RBC 3.8×10^{12}/L，HB 95 g/L，PLT 208×10^9，CRP56.8 mg/L。CRT：PT17 s，APTT32 s，TT14 s，FIB3.2 g/L，DD 0.23 mg/L，FDP4 mg/L，3P（−）。LFTs：ALT 9 U/L，AST 13 U/L，ALP 49 U/L；RFTs：BUN 6.6 mmol/L，Cr 137.9 μmol/L。ABG：pH 7.46，PaCO$_2$32 mmHg，AB 21 mmol/L，SB 24 mmol/L，BE−1。SEL：Na$^+$139 mmol/L，K$^+$4.3 mmol/L，Ca^{2+}2.01 mmol/L，Cl$^-$88 mmol/L。B超：肝、胆、胰、脾、肾（−），腹水约700 mL，子宫常大，右附件有10 cm×12 cm大小的包块，输卵管增粗约10 cm×3 cm，左附件未见异常。ECG：窦性心动过速。

问题1：经间期慢性腹痛5年，自服抗生素好转，突发腹痛伴高热，提示慢性PID急性发作；急腹症伴腹水（+）提示脓肿破裂；诊断：慢性PID急性发作、脓肿破裂。

问题2：大剂量广谱抗生素，同时急诊手术治疗。

问题3：手术切除右侧附件（考虑年龄因素），彻底清洗清腹腔。

问题4：脓液细菌培养+药敏，大剂量、高强度抗感染治疗，防止感染性休克。

1.5　异常子宫出血（AUB）

1.5.1　子宫内膜的生理特征

时间/d	内膜状态	特征
月经期(1~4)	厚0.5 mm,只有基底层。	雌激素(E)、孕酮(P)撤退，月经来潮。
增殖早期(5~7)	厚1~2 mm。	—
增殖中期(8~10)	—	—
增殖晚期(11~14)	厚3~5 mm,微波浪状。	内膜→假复层上皮。间质细胞→星状并结成网状。

续表

时间/d	内膜状态	特征
分泌早期(15~19)	—	腺上皮细胞→核下空泡(含糖原)。
分泌中期(20~23)	锯齿状。	顶浆分泌。
分泌晚期(24~28)	厚10 mm,海绵状。	内膜腺体开口面向宫腔。

注:①增殖期E上升,分泌期E下降;②排卵时P最高,排卵后腺上皮P下降(逐渐),间质细胞P上升(相对);③黄体期子宫动脉E和P最高。

1.5.2　异常子宫出血（AUB）概述

1.5.2.1　AUB分类

概念	病因源自宫腔的月经改变(周期、经期、经量)。
	注:特指妇女生育期(妊娠期、产褥期、青春期前和绝经期除外)+非孕女性。
出血	出血时间:①经间期出血(IMB);②不规则子宫内出血;③突破性出血(BTB)。
	出血量:出血(出血较多者);点滴出血(量少者)。
发病	慢性AUB:AUB>3次(6个月内),无须紧急处理,但需规范诊疗。
	急性AUB:大出血,需紧急处理。
结构	结构改变:AUB-P、AUB-L、AUB-A、AUB-M。
	无结构改变:AUB-N、AUB-C、AUB-E、AUB-O、AUB-I。
排卵	无排卵性功血:AUB-O。
	排卵性月经失调(LPD和ISE):涉及AUB-O和AUB-E。

注:AUB-P,子宫息肉;AUB-A,子宫腺肌病;AUB-L,子宫肌瘤;AUB-M,子宫内膜恶变;AUB-C,凝血异常;AUB-O,排卵障碍;AUB-E,子宫内膜局部异常;AUB-I,医源性;AUB-N,未分类。

1.5.2.2 无排卵性异常子宫出血（AUB-O）病因

概念	下丘脑-垂体-肾上腺（HPO）轴功能调节异常以及靶器官效应异常的AUB。
青春期	HPO轴无稳定的周期调节，各激素间的反馈不成熟，大脑对雌激素的正反馈有缺陷。 卵泡刺激素（FSH）持续低水平，促黄体生成素（LH）峰无促排卵活性，卵泡生长、发育未成熟即卵泡闭锁（退行性变），无排卵。
围绝经期	卵巢衰退，卵泡耗尽，残余卵泡对促性腺激素（GN）反应降低，E下降（急剧），GN上升（FSH常比LH更高），无排卵。
其他	应激、肥胖、多囊卵巢综合征（PCOS）可致无排卵。

1.5.2.3 AUB-O病理生理

BTB	无排卵导致子宫内膜受E单一作用，而无P拮抗。
	阈值水平E：内膜修复慢，间断、少量、长时间出血。 高水平E：内膜持续增厚，无P拮抗，脆性脱落（局部修复困难），淋漓不断地少量出血，或闭经后的大量出血。
WDB	E单一持久作用，内膜持续增生，期间失去E的支持（E突然下降：一批卵泡闭锁，或大量E对FSH的负反馈失调）而剥脱。
ALDB	①组织脆性增加：内膜脆弱，易自溃出血；②内膜脱落不完全：内膜脱落不规则和不完整（E波动），某一区域修复，另一区域发生脱落和出血，再生和修复困难；③血管结构和功能异常：内膜CAP密度增高，螺旋化缺乏，收缩不力；④纤溶酶活化；⑤增殖期内膜$PGE_2 > PGF_{2\alpha}$：血管扩张，出血增加。

注：BTB，突破性出血；WDB，撤退性出血；ALDB，自限性缺陷出血。

1.5.2.4 AUB-O子宫内膜病理

增殖期内膜	分泌期子宫内膜形态为增殖期形态。
内膜增生	不伴有不典型增生：腺体过度增生，大小和形态不规则，腺体和间质比例增高，但无明显的细胞不典型。 分类：单纯型增生和复杂型增生。 临床：内膜癌的风险极低。

续表

内膜增生	不典型增生(子宫内膜上皮内瘤变):腺体呈管状或分支状,排列拥挤,伴细胞不典型,腺体比例超过间质,腺体拥挤,仅有少量间质分割。 临床:内膜癌的风险较高,为癌前病变。
萎缩型内膜	内膜萎缩,腺体少而小,腺管狭而直,细胞单层排列,呈立方形或矮柱状,间质少而密,胶原相对增多。

1.5.3　AUB-O诊断

前提	排除外生殖道或全身器质性病变。
病史	①排除妊娠;②排除器质性疾病;③排除肝病、血液病等出血性疾病史;④药物和毒物史;⑤年龄、婚育和避孕等;⑥其他。
体检	妇检+全身检查。 妇检:确定出血来源,排除子宫器质性疾病、其他部位出血。
辅助检查	血常规、凝血功能。hCG(−)。 B超定位内膜厚度,明确占位性病变,了解器质性病变。 BBT测定。
	生殖内分泌测定:①经前5~9 d测P(P<3 ng/mL提示无排卵);②月经3~4 d测FSH、LH、PRL、E_2、T、TSH。
	诊刮功效:诊断+止血。 诊刮指征:①年龄>35岁;②药物无效;③存在高危因素(诸如:子宫内膜癌)。 诊刮时间:①确定AUB-O(含LPD):月经前1~2 d或月经6 h内;②确定ISE:月经5~7 d刮宫;③止血可随时刮宫,但需排除器质性疾病。
	宫腔镜:直接观察+直视下活检。
	宫颈黏液:黄体期宫颈黏液呈羊齿状结晶。
其他	鉴别诊断:肝脏疾病、免疫性疾病、生殖器肿瘤、内分泌疾病、性激素使用异常、血液系统疾病。

1.5.4 AUB-O治疗原则

原则	①止血+纠正贫血;②调经;③预防子宫内膜增生;④防止AUB复发;⑤有生育要求者:促排卵。
方案	青春期少女:止血、调经。
	生育期妇女:止血、调经、促排卵。
	绝经过渡期妇女:止血、调经、防癌变。
机制	①止血和调经药物:性激素;②止血辅助药物:促凝血和抗纤溶;③必要时手术治疗。
治疗	止血、调经、促排卵、手术。

1.5.5 AUB-O止血治疗

P	机制(子宫内膜脱落法或药物刮宫):子宫内膜:增殖状态→分泌状态,停药后内膜脱落。
	适应症:体内有一定E水平者;HB>80 g/L、生命体征稳定者。
	①DT:10 mg,po,bid,10 d;②MP:200～300 mg,po,qd,10 d;③P:20～40 mg,im,3～5 d;④MA:6～10 mg,po,qd,10 d。
E	机制(子宫内膜修复法):大剂量E可迅速提高血E水平,促使子宫内膜生长,短期内修复创面而止血。
	适应症:HB<80 g/L的青春期患者。
	①EV:2 mg,po,q4 h～q6 h;②CE:1.25～2.5 mg,po,q4 h～q6 h;③EB:3～4 mg/d,im(分2～3次)。
	大量出血者:性激素治疗6 h内见效,24～48 h出血基本停止;若96 h出血不止,提示器质性病变存在可能。
	维持治疗:止血后每3 d递减1/3量,直至维持量(EV 1～2 mg/d,或CE 0.625～1.25 mg/d),维持至止血后的第20 d以上。
	抗贫血治疗:补血药+输血,提升HB值。
	HB纠正到80～90 g/L时,E的基础上必须加P,促使内膜由增殖型向分泌型转化,停药引起撤退性脱落。
OC	适应症:无排卵出血(长期+严重)。
	COC(第三代):DE、GE、CP。
	严重持续无规律AUB:COC 3个月+抗抗贫血。

续表

A	机制:拮抗E,增强平滑肌收缩及血管张力,减轻盆底充血。
	用法:25~50 mg/d,im,1~3 d。
	注:A是E疗法和(或)P疗法的辅助用药,单用止血效不佳。例如:三合激素。
诊刮	机制:迅速刮除出血内膜,达到止血效果,同时病检兼具诊断价值。
	指征:出血量大且药物无效,需立即止血或需要活检者。
	首选(生育期患者):绝经过渡期、病程较长。
	慎选(无性生活的青少年):可疑子宫内膜癌。

注:P,孕酮;MA,醋酸甲羟孕酮;MP,微粒化孕酮;DT,地屈孕酮片;EV,戊酸雌二醇;CE,结合雌激素;EB,苯甲酸雌二醇;T,丙酸睾酮;DE,去氧孕烯-炔雌醇;GE,孕二烯酮-炔雌醇;CP,复方环丙孕酮。

1.5.6 AUB-O调经治疗

总则	调经是"本";止血是"表"。
	巩固疗效,避免复发。
后半周期疗法	适应症:①体内有一定E水平者;②各年龄段。
	①DT:10~20 mg/d,po,10 d;②MP:200~300 mg/d,po,10 d;③MA:4~12 mg/d,po,bid/tid,10~14 d(连用);④酌情3~6个周期;⑤撤退性出血第15 d起。
联合疗法	适应症:①生育期;②有避孕要求者。
	用法:血止后COC 3个周期。
序贯疗法	指征:内源性E水平不足(P治疗后无撤退性出血)。
	适应症:青春期患者。
LNG-IUS	机制:局部释放LNG 20 μg/d,抑制内膜生长。
	适应症:生育期、围绝经期、无生育要求者(药物失败)。

注:LNG-IUS,左炔诺孕酮宫内缓释系统。

1.5.7　AUB-O促排卵治疗

总则	适应症:①生育期妇女;②有生育要求者(尤其是不孕者)。禁忌症:青春期患者。	
CC	用法:①50 mg,po,每晚(qn),5 d(连用);②不敏感者:100~150 mg/d;③排卵失败,可重复用药。	
	时间:月经第5 d。	
	功效:停药7 d排卵。	
	注:若内源性E不足,可配伍少量E,一般连用3个月。	
hCG	机制:类似LH促排卵。	
	适用症:FSH有一定水平、E水平中等者。	
	用法:5000~10 000 U,im,qn。	
	时间:卵泡接近成熟时。	
局促性素(HMG)	HMG:FSH75 U+LH各75 U/支。	
	用法(HMG-hCG促排卵法):①月经第5 d,HMG 1~2支,im,qd;②卵泡近成熟时,停用HMG,改用hCG 5000~10 000 U,im。	
	适应症:CC效果不佳者;要求生育者(尤其是不孕)。	
	警惕:HMG可诱发卵巢过度刺激综合征(OHSS)。	

注:氯米芬,CC。

1.5.8　AUB-O手术治疗

指征	适应症:①药物无效者;②不愿意或不适合子宫切除者;③无生育要求者;④不易随访者;⑤年龄较大者。
	注:手术前诊刮+病检,排除子宫内膜癌和(或)癌前病变。
子宫内膜去除	机制:宫腔镜(电+激光)和(或)滚动球(电凝+热疗)破坏子宫内膜和浅肌层,减少经量,甚至闭经。
	手术前准备:①DAN 600 mg,qd(4周);②GES 2.5 mg,每周2次(biw)(4~12周);③促性腺激素释放激素-α(GnRH-α)3.75 mg,每28天1次(q28d)(1~3次)。
	目的:萎缩内膜,缩小体积,减少血管。
	优点:易施性、安全性、全时性(月经周期任何时期)。
	微创+有效(减少80%~90%经量,甚至闭经)。
子宫切除	各种(止血+调经+促排卵)治疗不佳者。

注:DAN,达那唑;GES,孕三烯酮。

1.5.9 临床实例示范

女，34岁，以"经量增多经期延长3年，阴道持续出血伴头晕乏力5 h"之主诉入院。既往月经规律，4～6/26～30天，3年前无诱因出现经量增多1倍，经期延长至8～10天；本次月经来潮，经量多，持续不停，出现头晕乏力。查体：T37.1 ℃，R19次/分，P108次/分，BP88/56 mmHg。面色苍白，全身湿冷，脉细速，心率108次/分，律齐，双肺（－），腹部（－）。妇检：阴道有大量血迹和凝血块，有少许血液持续自宫颈流出，子宫常大，无压痛，活动度可，双附件（－）。查BRT：WBC 9.7×10^9/L，Neut 0.67，RBC 3.8×10^{12}/L，HB 78 g/L，PLT 132×10^9。CRT：PT14 s，APTT45 s，TT19 s，FIB3.6 g/L，DD0.24 mg/L，FDP5.2 mg/L，3P（－）。LFTs：ALT12 U/L，AST21 U/L，ALP87 U/L；RFTs：BUN 3.8 mmol/L，Cr 142.4 μmol/L。ABG：pH 7.40，PaCO$_2$40 mmHg，AB 23 mmol/L，SB 22 mmol/L，BE1。SEL：Na$^+$141 mmol/L，K$^+$4.8 mmol/L，Ca^{2+}2.37 mmol/L，Cl$^-$ 112 mmol/L。ECG：窦性心动过速。B超：子宫内膜厚度不一4～16 mm，子宫双附件未见异常。

问题1：经量增多经期延长3年，阴道持续出血伴头晕乏力5 h；P108次/分，BP 88/56 mmHg，HB 78 g/L，面色苍白，全身湿冷，脉细速。诊断：AUB-O、失血性休克。

问题2：清宫止血，补液抗休克。

问题3：做好手术准备，一旦清宫后出血不止，则立即行子宫动脉栓塞术，必要时手术切除子宫。

问题4：失血多，给予预防性抗生素治疗。

1.6　子宫穿孔

1.6.1　妊娠期子宫解剖特点

宫体	形态:增大变软,主要是肌纤维肥大、延长,少数肌纤维数目增加和CT增生。
	体积:孕2个月球形;孕3个月耻骨联合上2～3横指;孕4个月脐耻间。
	厚度:非孕1 cm,中孕2～2.5 cm(晚孕1～1.5 cm)。
	血流:妊娠早期50 mL/min,供子宫肌层和蜕膜。
内膜	蜕膜:孕卵着床后的子宫内膜,与分泌期内膜比较,腺体更大,糖原更多,CT更肥大,血管充血更重。
	底蜕膜:孕囊着床部位的子宫内膜。
	包蜕膜:盖在囊胚表面的子宫内膜。
	真蜕膜:底蜕膜和包蜕膜以外的蜕膜。
峡部	非孕期1 cm,逐渐拉长变薄(临产前7～10 cm)。
宫颈	形态:充血、水肿、色紫蓝。
	性状:腺体增生、肥大,黏液增多(形成黏液栓),质软。

注：CT，结缔组织。

1.6.2　胚胎发育特征

孕周	身长	顶臀长	体重	发育特征
4周末	1 cm	—	—	可辨认胚盘和体蒂。
8周末	4 cm	—	—	头大,占整个胎体近一半。 可分辨眼、耳、鼻、口、手指及足趾,心脏已形成。
12周末	9 cm	6～7 cm	—	可辨性别,四肢可活动。
16周末	16 cm	12 cm	110 g	头发长出,出现呼吸,皮肤菲薄深红色,可有胎动。

注：胎儿身长（cm）＝月份²（1～5个月）。

1.6.3　负压吸引术子宫穿孔

概念	负压吸引术:利用负压,将妊娠物吸出。
适应症	①妊娠<10周;②要求终止妊娠而无禁忌证;③严重疾病不宜继续妊娠。
禁忌症	①生殖道炎症;②疾病的急性期;③不能耐受手术;④手术前两次 T>37.5 ℃。
手术前准备	①病史+体检+妇检;②hCG+B超;③白带常规+血常规+凝血常规;④监测 T+R+P+BP;⑤排空膀胱。
手术步骤	①探针探查宫腔;②扩宫颈至≥半号或1号吸头;③选择吸引管,送吸管至宫底部,遇阻力略后退;④吸管吸引1~2圈(负压400~500 mmHg),刮匙搔刮宫底+宫角;⑤检查有无绒毛,未见绒毛送病检。
注意事项	①判断子宫大小及方向;②防止宫颈撕裂;③严格无菌操作;④加强麻醉监护;⑤≥10周采用钳刮术;⑥先软化宫颈再钳夹组织;⑦骨骼形成,易出血,易裂伤,易穿孔。
穿孔处理	危险因素:哺乳期妊娠子宫、疤痕子宫。 症状:①无宫底感;②器械进入深度>子宫长度。 处理:立即停止操作。 注射宫缩剂,并预防感染:穿孔小,无脏器损伤,无内出血(清宫未完成,避开穿孔部位,B超或腹腔镜监视下继续清宫)。 剖腹探查或腹腔镜检查:穿孔大,有内出血,有脏器损伤。

注:诊刮、人流钳刮、葡萄胎清宫术、宫腔镜检查等子宫穿孔处理原则相同。

1.6.4　侵蚀性葡萄胎/绒癌子宫穿孔

病理	IM 和CC 累及子宫肌层,可穿透浆膜层侵入腹腔和(或)阔韧带。其中CC 伴明显出血坏死。
诊断	hCG+B超+X射线胸片+CT/MRI。
治疗原则	①化疗为主,手术和放疗为辅;②低危:≤6分的 Ⅰ 期~Ⅲ期;③高危:≥7分的 Ⅰ ~Ⅲ期和Ⅳ期。

化疗	单药化疗:MTX、Act-D、5-FU、CTX、VCR。
	联合化疗:EMA-CO 或5-FU 联合方案。
	有效:每个疗程化疗结束至18 d内,血hCG下降至少1个对数。
	毒副反应防治:防治骨髓抑制、消化道反应、肝肾损害、脱发。
	停药指征:低危者hCG正常后,至少巩固化疗1周(通常为2~3疗程)。高危者:继续化疗3个疗程,其中第一疗程必须是联合化疗。
手术	目的:控制出血、切除耐药灶、减少肿瘤负荷、缩短化疗疗程。
	对无生育要求(无转移)者:全子宫切除术+手术中单药单疗程辅助化疗(多疗程至hCG正常)。
	对有生育要求者:病灶穿孔出血→病灶切除+子宫修补术;单个子宫耐药病灶(hCG水平不高)→病灶剜出术。
	肺叶切除:对于孤立的耐药病灶(多次化疗未能吸收+ hCG不高)→肺叶切除。注:手术前鉴别肺转移灶吸收后形成的纤维化结节。
放疗	肝、脑转移和肺部耐药病灶。
耐药复发治疗	疗效:几乎全部无转移者+低危转移者→治愈。20%高危转移者→耐药+复发→死亡。
	准确分期和评分,规范化疗方案,减少耐药和复发。二线化疗药物联合化疗。

注:IM,侵蚀性葡萄胎;CC,绒癌;MTX,甲氨蝶呤;Act-D,放线菌素-D;5-FU,氟尿嘧啶;CTX,环磷酰胺;VCR,长春新碱。

1.6.5　宫腔镜穿孔

检查穿孔	穿孔小+无脏器损伤+无内出血+检查已完成:注射宫缩剂,并预防感染。
	穿孔大+有脏器损伤+有内出血:剖腹探查(腹腔镜检查)。
手术穿孔	若为普通器械穿孔:参照宫腔镜检查穿孔处理。
	若为能量器械穿孔:应剖腹探查或腹腔镜检查。

1.6.6 临床实例示范

女，27岁，以"清宫手术中阴道出血不止伴血压下降1 h"之主诉入院。既往月经规律，停经10^{+2}周，于外院行清宫术，手术中阴道出血持续增多，伴血压下降1 h。查体：T 36.8 ℃，R 20次/分，P 124次/分，BP 80/51 mmHg。面色苍白，脉细速，心率124次/分，律齐，呼吸急促，下腹部压痛，腹水症（+）。妇检：阴道有大量血迹和凝血块，宫颈持续出血，子宫如孕$^{2+}$月大小，质软，无压痛，双附件（−）。查BRT：WBC 5.3×10^9/L，RBC 3.7×10^{12}/L，HB 66 g/L，PLT 101×10^9。CRT：PT 16 s，APTT 46 s，TT 21 s，FIB 3.4 g/L，DD 0.19 mg/L，FDP 4.9 mg/L，3P（−）。SEL：Na$^+$133 mmol/L，K$^+$5.1 mmol/L，Ca^{2+}2.13 mmol/L，Cl$^-$114 mmol/L。ECG：窦性心动过速。B超：腹腔积液约1000 mL。

问题1：清宫手术中阴道出血不止伴血压下降1 h；P124次/分，BP 80/51 mmHg，HB 66 g/L，面色苍白，脉细速。诊断：子宫穿孔、失血性休克。

问题2：补液抗休克治疗。

问题3：急诊腹腔镜或开腹手术，行子宫修补术。

问题4：预防性抗生素治疗。

1.7 卵巢肿瘤蒂扭转/破裂/感染

1.7.1 卵巢输卵管解剖

解剖形态	大小:4 cm×3 cm×1 cm;质量:5～6 g;色:灰白。
	表面光滑(未排卵);表面凸凹不平(排卵后);萎缩变小(绝经后)。
	借卵巢悬韧带连盆壁;借卵巢固有韧带连子宫;借卵巢系膜连阔韧带(后侧)。
	卵巢前缘:中部是卵巢门(N+A+V→卵巢悬韧带→卵巢系膜→卵巢门→卵巢)。
	卵巢后缘:游离。

组织结构	生发上皮:覆盖卵巢表面单层立方上皮。 注:卵巢表面覆盖的是生发上皮,而不是腹膜,卵巢表面无腹膜。
	卵巢白膜:生发上皮深面的一层致密的纤维组织。
	皮质:由各级卵泡、黄体、白体、间质等组成,是卵巢的主体。
	髓质:与卵巢门相连,由CT、血管、淋巴管、神经等组成。
血供	①卵巢动脉;②输卵管系膜动脉;③子宫动脉上行支。
韧带	①阔韧带外1/3包绕卵巢动静脉,形成骨盆漏斗韧带(卵巢悬韧带);②卵巢内侧与宫角之间的阔韧带稍增厚,形成卵巢固有韧带;③卵巢系膜:卵巢与阔韧带后叶相接处。

1.7.2　卵巢肿瘤组织学分类

	ECT	GCT	SCST	TCT
占比	50%~70%。	20%~40%。	5%~8%。	5%~10%。
来源	卵巢上皮。	生殖细胞。	原始性腺中性索及间叶组织。	—
分类	浆/黏液性、子宫内膜样、透明细胞、移行细胞肿瘤。	DC、DG、胚胎性癌、非妊娠性绒癌、混合型生殖细胞肿瘤。	间质肿瘤、性索肿瘤、混合型生殖细胞肿瘤。	胃肠道、生殖道、乳腺转移瘤。

注:ECT,上皮性肿瘤;GCT,生殖细胞肿瘤;SCST,性索-间质肿瘤;TCT,转移性肿瘤;DC,畸胎瘤;DG,无性细胞瘤。

1.7.3　卵巢良恶性肿瘤的鉴别

	良性肿瘤	恶性肿瘤
病史	病程长,增大缓慢。	病程短,增大迅速。
部位	多为单侧。	多为双侧。
性状	囊性。	实性或囊实性。

续表

	良性肿瘤	恶性肿瘤
形状	圆形或类圆形。	质硬结节或肿块。
表面	光滑。	凸凹不平。
活动	活动,与子宫无黏连。	活动差。
合并腹水	无移动性浊音。	常有腹腔积液,多为血性,可有癌细胞。
一般情况	良好。	恶变质。
超声	液性暗区均一性,可有间隔光带,边缘清晰。	液性暗区有杂乱光团、光点,囊实性,边界不清。

1.7.4 卵巢肿瘤蒂扭转/破裂/感染

蒂扭转	IR:10%。扭转组织:骨盆漏斗韧带、卵巢固有韧带、输卵管。
	静脉受阻:肿瘤充血或血管破裂,肿瘤迅速增大。 动脉受阻:肿瘤可坏死、破裂、感染。
	症状:体位改变+突发+下腹剧痛。
	妇检:附件区压痛,蒂部明显。注:不全扭转可自然复位、症状缓解。
	治则:一经确诊,尽快手术。
破裂	IR:3%。自发性系肿瘤浸润囊壁所致。外伤性系腹部受重击等引起。
	症状:急腹症(因素:破口大小,囊液的量和质)。
	治则:一经诊断,立即手术。
	注:盆腹腔清洗,细胞学检测,切除标本病检。
感染	继发破裂或蒂扭转,T上升、WBC上升等症状。
	治则:抗感染+肿瘤切除。
恶变	肿瘤迅速生长,恶变可能。
	治则:尽早手术。

1.7.5 诊断

1.7.5.1 诊断步骤

总则	依靠临床特征和辅助检查,充分考虑肿瘤来源、性质(良、恶性)以及转移。 ①肿块是否卵巢来源;②肿块是否为肿瘤;③肿块的良、恶性;④肿块的组织型;⑤肿块的转移程度。
诊断	①临床(症状+体征+妇检);②影像学(B超+CT+MRI);③肿瘤标志物(CA 125 +AFP+hCG+HE4);④腹腔镜;⑤细胞学检查。

1.7.5.2 影像学

B超	囊性或实性、乳头、血流变判断肿块性质,诊断符合率>90%。
MRI	病灶定位以及毗邻关系。
CT	CT:侵袭范围、淋巴结转移、远处转移。
	PET或PET-CT:视情况而定。

1.7.5.3 肿瘤标志物

CA125	流行病学:80%肿瘤CA125上升,50%早期肿瘤CA125不上升。
	临床应用:病情监测和疗效评估。
AFP	YST:特异性诊断价值。
	OIT、MDG含卵黄囊者:AFP上升。
hCG	对非妊娠性绒癌有特异性。
SH	OGCT、OTCT分泌高浓度E,OSC、OMC和BT有时也分泌一定量的E。
HE4	HE4+CA125判断肿块良恶性。

注:YST,卵黄囊瘤; OIT,卵巢无性畸胎瘤;MDG,混合性无性细胞瘤;OGCT,卵巢颗粒细胞瘤;OTCT,卵泡膜细胞瘤浆液性;OSC,浆液性囊腺瘤;OMC,黏液性囊腺瘤;BT,勃勒纳瘤。

1.7.5.4 腹腔镜

直接观察+多点活检+抽取积液行细胞学检查。

1.7.5.5 细胞学检查

抽取腹腔积液或腹腔冲洗液和胸腔积液，查找癌细胞。

1.7.6 治疗

治疗原则	一经发现,应行手术。
手术目的	①明确诊断(病理分期);②治疗+解除并发症。
手术方法	良性肿瘤:①单侧年轻者肿瘤剔除、卵巢切除;②双侧年轻者肿瘤剔除;③绝经者全子宫+双附件切除。
	恶性肿瘤:①全面分期手术、肿瘤减灭术、中间型减瘤术;②初次手术的彻底性与预后相关;③上皮性癌对化疗敏感。
	手术中病检:①剖检肿瘤;②冰冻切片;③避免囊液外溢;④避免腹压骤降引起休克)。
辅助治疗	化疗+靶向治疗+放疗等综合治疗。

1.7.7 临床实例示范

女，44岁，以"突发腹痛2 h"之主诉入院。2 h前突发腹痛，呈持续性，但稍有缓解，1 h前再次加重，弥漫至全腹。查体：T 36.5 ℃，R 18次/分，P 92次/分，BP 104/67 mmHg。痛苦病容，心、肺（−），下腹部压痛，腹水症（+）。妇检：阴道（−），宫颈（−），子宫轻度压痛，左附件区可见5 cm×6 cm不规则包块，右附件（−）。查BRT：WBC $4.1×10^9$/L，RBC $5.4×10^{12}$/L，HB 116 g/L，PL T$219×10^9$。CRT：PT1 s，APTT 37 s，TT 18 s，FIB 3.9 g/L，DD 0.14 mg，FDP 3.2 mg/L。SEL：Na^+124 mmol/L，K^+3.9 mmol/L，Ca^{2+}2.51 mmol/L，Cl^- 107 mmol/L。ECG：窦性心律。B超：腹腔积液约800 mL。

问题1：突发腹痛2 h；下腹部压痛，腹水症（+）；B超：腹腔积液约800 mL。

诊断：卵巢囊肿蒂扭转、卵巢囊肿破裂。

问题2：急查肿瘤系列，急查B超，腹水化验，定性卵巢包块性质。

问题3：急诊腹腔镜或开腹手术，手术中冰冻切片，决定手术方式。

问题4：预防性抗生素治疗。

1.8　广泛子宫切除

1.8.1　子宫韧带

子宫	定位:骨盆入口平面和坐骨棘水平之间,前倾前屈位。
阔韧带	概念:子宫两侧翼状腹膜皱襞。
	功能:限制子宫向两侧倾斜。
	卵巢悬韧带:阔韧带外1/3部分(含卵巢动、静脉)。 卵巢固有韧带:阔韧带卵巢与宫角之间部分。
	卵巢系膜:卵巢与阔韧带后叶之间的连接组织。 输卵管系膜:阔韧带输卵管和卵巢之间的部分。
	宫旁组织:阔韧带内A/V、L、N、CT等。
圆韧带	解剖:①圆索状韧带(SM+CT);②长:12～14 cm;③宫角前面+输卵管稍下方→骨盆侧壁→腹股沟管→大阴唇前端。
	功能:维持子宫前倾。
主韧带	阔韧带的最下面部分(含子宫动静脉和输尿管)。
	功能:①固定宫颈;②防止子宫脱垂。
	注:"桥下流水"是手术高风险部位。
宫骶韧带	解剖:①子宫峡后面的侧上方→两侧绕过直肠→第2、3骶椎筋膜;②内含SM、CT、N(支配膀胱)。
	功能:维持子宫前倾。

注：SM，平滑肌。

1.8.2　广泛子宫切除术

1.8.2.1　概述

阴道切除长度	切除病灶下1.5～2 cm。
宫旁切除的宽度	宫颈+主韧带/阔韧带的宽度不窄于宫底。
宫底韧带切除宽度	≥3 cm。
间隙解离	膀胱-宫颈间隙、膀胱-阴道间隙、膀胱侧间隙、直肠侧间隙、直肠-阴道间隙、膀胱-阴道侧间隙。
血管解离	子宫动脉、子宫浅静脉、膀胱上动脉、子宫深静脉。
韧带解离	膀胱宫颈韧带、主韧带、宫骶韧带。
器官切除	子宫、输尿管、阴道。
其他	手术面(或残端面)持续渗血可致休克,需止血、扩容、抗感染、抗休克治疗。

1.8.2.2　手术间隙解剖

膀胱-宫颈间隙	定位:膀胱底和宫颈之间。
	区划:膀胱子宫腹膜反折(上)→阴道中上隔/阴道前穹隆水平(下)→膀胱宫颈阴道韧带(两侧)。
膀胱-阴道间隙	定位:膀胱底和阴道之间。
	区划:阴道中上隔(上)→泌尿生殖膈上筋膜(下)→膀胱宫颈韧带(两侧)。
膀胱侧间隙	定位:膀胱侧窝下方(第一间隙)。
	区划:膀胱侧窝腹膜及脐内侧韧带(顶)→膀胱上筋膜(底)→膀胱侧壁(内)→闭孔窝(外)→耻骨上支(前)→子宫动静脉(后)。
直肠侧间隙	定位:宫底韧带外侧、直肠侧窝下方、直肠两侧与盆壁之间(第二间隙或骨盆直肠间隙)。
	区划:直肠侧窝腹膜(顶)→盆隔上筋膜(底)→宫骶韧带和直肠壁(内)→髂内静脉(外)→子宫动静脉(前)→直肠侧韧带(后)。

直肠-阴道间隙	定位:子宫直肠窝下方(第三间隙)。
	区划:子宫直肠陷窝腹膜(顶)→肛提肌纤维(底)→阴道后筋膜(前)→直肠前筋膜(后)→宫骶韧带和直肠侧韧带(两侧)。
膀胱-阴道侧间隙	定位:膀胱宫颈韧带深层内侧近膀胱处的三角区(第四间隙或阴道侧间隙:阴道旁无血管间隙)。
	区划:输尿管→膀胱壁→阴道侧壁。
	注:膀胱宫颈韧带将膀胱侧间隙和膀胱阴道侧间隙分隔。

1.8.2.3 手术血管解离

子宫动脉	盆腔侧壁下行→主韧带到子宫侧壁→跨过输尿管前上方(子宫颈外侧2 cm处)→分上、下两支(上支营养宫体,下支营养宫颈和阴道上部)。
	注:经典的广泛子宫切除需解剖出子宫动脉起始部,并从起始部切断(子宫动脉旁淋巴结一并切除而不需专门清扫)。
子宫浅静脉	伴行子宫动脉,跨过输尿管的腹侧进入子宫。
	注:较细,不易识别,易忽略。
膀胱上动脉	脐动脉(分出膀胱上动脉后闭锁成韧带)分出2～3支膀胱上动脉,营养膀胱顶及两侧。 第一条膀胱上动脉是解离膀胱和宫旁组织的解剖标识。 在子宫动脉和第一条膀胱上动脉之间,可解离出膀胱侧间隙。
	注:离断第一条膀胱上动脉不会影响膀胱血供,可由同侧第二条膀胱上动脉或第三条膀胱上动脉代偿供血。
子宫深静脉	位于输尿管的下方。子宫旁最大的静脉,可以是1～3条,是最容易出血且最难凝闭的血管。

1.8.2.4 手术器官和韧带解离

输尿管	输尿管的解剖和游离是广泛子宫切除的核心技术,隧道的解剖和游离最容易损伤输尿管,输尿管被膀胱宫颈韧带固定。
阴道	前壁:7～9 cm,后壁:10～12 cm,形成前后穹隆和两个侧穹隆。
膀胱宫颈韧带	定位:输尿管穿过,并以输尿管为界,分为腹侧的前叶/浅层(覆盖在输尿管宫颈段的表面即输尿管隧道顶)和背侧的后叶/深层(含膀胱中下静脉和盆丛的膀胱支和阴道支)。
	注:膀胱宫颈韧带移行为膀胱阴道韧带(主韧带为界)。
主韧带	易混淆知识点:主韧带连接宫颈与盆壁,但不附着于盆壁;起点变异为:宫颈型和宫颈阴道型;止点变异为:髂内动脉型和髂内静脉型;下端与盆筋膜相连。
	上半部:血管部(含子宫浅/深静脉、膀胱下动脉);下半部:索状部/神经部(含CT、SM、腹下神经下段和盆丛)。
	易混淆知识点:输尿管和子宫动脉交叉走行于其中。
	注:子宫动脉不属于主韧带。
宫骶韧带	分隔阴道直肠间隙与直肠侧间隙,内侧为直肠,外上方为输尿管。
	宫骶韧带内侧由致密结缔组织纤维和血管组成,外侧有腹下神经通过。
	直肠子宫韧带:宫骶韧带肌纤维附着于直肠壁两侧的部分。

1.8.3 并发症

1.8.3.1 出血

概述	手术中出血是手术最常见的并发症
诊断	血压下降、脉率增高等休克前期或休克指征。引流液增多。
	注:所有的腹腔镜手术均放置引流管(手术本身适合放引流管;排空残气和残液;监测是否有活动性出血)。
治疗	手术中小血管损伤:可找准出血点进行电凝止血。
	手术中大血管损伤:压迫止血+评估,腹腔镜下无损伤血管缝线缝合破口;或开腹。
	引流液为浓稠血液+引流量>100 mL/h,提示有活动性出血,需手术止血(开腹或腹腔镜)。
	临床上晚期(7～14 d)血痂脱落导致出血,多是创面感染所致。抗感染同时手术治疗。

1.8.3.2　输尿管损伤

临床	引流液异常增多,提示泌尿系统瘘。
	注:电凝和电切,局部温度可达300℃。单极电钩电凝电切热传导效应可波及周围2 cm,可致输尿管缺血坏死。
诊断	引流液Cr和BUN可以判断是否有泌尿生殖道瘘存在。
	MBT可鉴别膀胱和阴道瘘和输尿管阴道瘘。
	膀胱镜和CT泌尿系统成像。
治疗	双"J"管置入术:输尿管损伤(留置1~2个月)。
	输尿管支架植入术:立即解扎解夹(输尿管误扎或误夹),输尿管颜色和蠕动正常,留置10~12 d。
	损伤切除+断端吻合+双"J"管置入术:解扎解夹色泽和蠕动不恢复或出血输尿管积水。
	回肠代输尿管术:输尿管高位损伤不能吻合。
	经皮肾盂穿刺造瘘术:不宜修补者,为保护肾脏,先行造瘘,为修补创造条件。

注：MBT，亚甲蓝试验。

1.8.3.3　膀胱损伤

临床	血尿或尿袋充气,提示膀胱损伤。
诊断	MBT明确诊断。
治疗	膀胱全层损伤:腹腔镜修补+抗感染治疗。
	留置尿管:持续开放2周;留置盆腔引流管。
	引流液Cr和BUN检测:手术后第3 d起(q48 h)直至拔管。
	破口小:可长期留置双腔气囊引流管。
	破口大:保守治疗3个月后再修补。

1.8.3.4　消化系统损伤

诊断	直肠注气试验:直肠损伤或穿孔。
手术中处理	浆膜层损伤:立即修补。
	浆肌层修补:3-0可吸收线,4-0细丝线,间断缝合。
	穿孔较小:第1层:3-0可吸收线全层缝合(确保黏膜对合良好);第2层:4-0丝线间断缝合浆肌层。 注:肠管缝合线必须垂直于肠管长轴,否则会导致肠腔狭窄。
	结肠损伤:修补+稀碘伏水彻底清洗;近端结肠造瘘+二期缝合。
	肠道损伤修补者:置盆腔引流管,手术后3日始隔日检测引流液小肠AMY和(或)大肠BIL,排便后正常+AMY/BIL正常后再拔管。
手术后处理	治则:确诊小肠损伤,立即开腹。
	方法:肠管修补术;损伤切除+断端吻合。
	①腹部立位片检查;②给予NPO、GDC、PN、抑制胃肠细胞分泌;③血浆及ALB;④治疗1周不缓解改手术。

　　注：BIL，胆红素；AMY，淀粉酶；NPO，禁食；GDC，胃肠减压；PN，肠外营养；ALB，白蛋白。

1.8.3.5　静脉血栓栓塞症

概述	DVT和PE最常见。
筛查范畴	高危因素:年龄≥50岁;HBP;VV;OT≥3 h;PBD≥48 h;OAS。
	DVT筛查时间:手术后2~7 d。
	B超筛查DVT。
	诊断DVT需排除PE。
	PE检查指征:低氧血症、呼吸困难、心动过速、胸痛。
	PE首选CT肺动脉造影。
治疗	DVT需系统性抗凝治疗,预防血栓的进一步聚集和PE。
	肝素化:LDUH,5000~10000 U,iv(连续或间隔10~14 d),维持APTT 1.5~2.0倍。
	PT延长1.5倍时停止LDUH。

　　注：DVT，下肢静脉血栓；PE，继发肺栓塞；VV，静脉曲张；OT，手术时间；PBD，手术后卧床时间；OAS，开腹手术；LDUH，低分子肝素。

1.8.3.6　感染

症状	主要症状:发热。	
	输尿管、膀胱、肠道损伤早期:感染症状。	
	继发感染(手术后数天):淋巴囊肿、乳糜瘘。	
诊断	寻找感染源、病原学检测、补液、控制体温、检测体温及 BRT、CPR、PCT、胸片、B超、CT、MRI。	
治疗	药敏为依据更换抗生素。	
	单纯盆腔感染:加强抗感染治疗。	
	复杂性盆腹腔感染(肠道穿孔引):开腹探查。	

注：BRT，血常规；PCT，降钙素原。

1.8.4　临床实例示范

女，53岁，以"卵巢癌腹腔镜手术后12 d，腹痛1 h"之主诉入院。卵巢癌广泛子宫切除+盆腹腔淋巴清扫手术后12 d，突发腹痛1 h，渐趋加重，B超检查提示腹腔积液，后穹隆穿刺提示尿液。查体：T37.2 ℃，R18次/分，P72次/分，BP 109/71 mmHg。痛苦病容，心、肺（−），下腹部压痛，腹水症（+）。妇检：阴道残端愈合良好，无渗液，阴道穹隆饱满，盆腔空虚。查BRT：WBC 9.3×10⁹/L，Neut 0.75，CRP: 3.89 mg/L，RBC 4.4×10¹²/L，HB 105 g/L。CRT: PT 13 s，APTT 41 s，TT 15 s，FIB 3.4 g/L，DD 0.11 mg，FDP 4.1 mg/L。SEL: Na^+ 106 mmol/L，K^+ 4.7 mmol/L，Ca^{2+} 2.04 mmol/L，Cl^- 116 mmol/L。腹水：BUN 2.9 mmol/L，Cr 115.6 μmol/L。ECG：窦性心律。B超：腹腔积液约600 mL。亚甲蓝试验提示输尿管瘘，膀胱镜提示输尿管中段陈旧性破损。

问题1：腹腔镜广泛子宫切除术和淋巴结节清扫术病史，手术后腹痛，引流液中发现BUN和Cr，膀胱镜发现输尿管破裂。诊断：输尿管瘘。

问题2：持续腹腔引流。

问题3：膀胱镜下双"J"管放置术，3个月后输尿管断端吻合术。

问题4：预防性抗感染治疗。

1.9 盆/腹腔淋巴结清扫术及并发症

1.9.1 淋巴结分类

外生殖器淋巴	腹股沟浅 LYN 上组	定位:沿 IGL 排列;功能:收纳外生殖器、阴道下段、会阴及肛门的 LYF。
	腹股沟浅 LYN 下组	定位:GSV 末端周围;功能:收纳会阴及下肢的 LYF。
	腹股沟深 LYN 组	定位:FV 内侧;功能:收纳阴蒂、腹股沟浅 LYF,汇入髂外及闭孔 LYN。
盆淋巴	髂 LYN 组	闭孔、髂内、髂外、髂总 LYN。
	骶前 LYN 组	定位:骶骨前面。
	腰 LYN 组	即腹主动脉 LYN。

注:LYN,淋巴结;LYF,淋巴液;GSV,大隐静脉;FV,股静脉;IGL,腹股沟韧带。

1.9.2 淋巴结汇入途径

正常淋巴汇入途径	阴道下段 LYF→腹股沟浅淋巴。
	阴道上段 LYN(宫颈 LYN)→髂内及闭孔 LYN(大部分)/髂外 LYN(小部分)→髂总 LYN→腰 LYN 和(或)骶前 LYN。
	子宫底、输卵管、卵巢 LYF→腰淋巴结/髂内外 LYN。
	子宫体前后壁 LYF→膀胱和直肠 LYN。
	子宫体两侧 LYF(沿圆韧带)→腹股沟浅 LYN。
宫颈癌淋巴转移	一级淋巴:宫旁、闭孔、髂内、髂外、髂总、骶前 LYN。
	二级淋巴:腹股沟深浅 LYN、腹主动脉旁 LYN。
子宫内膜癌淋巴转移	宫底部→骨盆漏斗韧带→腹主动脉旁 LYN。
	宫角及前壁→圆韧带→腹股沟 LYN。
	子宫下段及癌灶累及宫颈管→宫旁、闭孔、髂内、髂外及髂总 LYN。
	子宫后壁→宫骶韧带→直肠 LYN。
	注:10% 逆行至阴道前壁。

1.9.3 淋巴结切除分级

一级	髂内和髂外LYN。
二级	髂内、髂外、髂总以及骶前LYN。
三级	二级加腹主动脉旁LYN切除（肠系膜下动脉水平下）。
四级	三级加肾静脉水平下腹主动脉旁LYN切除。

1.9.4 淋巴结清扫术的要求

解剖要求	前提：必须清晰显露解剖标志（腹腔镜与开腹相同）。
	分离三条支线：输尿管线、ⅡA前干/脐动脉线、EIA线。 暴露两个平面：髂总静脉平面和旋髂深静脉平面。 呈现四个壁：耻骨支壁、闭孔内肌壁、髂内动脉壁、闭孔神经壁。
	清扫要求："脉络化"输尿管、EIA和ⅡA、神经；"干净化"两个平面和四个壁。
手法要求	开腹清扫淋巴结手法：钝性手法，呈"撕拉式"。腹腔镜清扫淋巴结手法：锐性分离和切割（超声刀）。腹腔镜清扫淋巴结要避免开腹清扫淋巴结"撕、扯"等钝性操作手法。
部位要求	鞘内清扫：打开血管鞘（含血管间隙）。
治疗要求	无瘤原则：彻底切除盆腔LYN和腹主动脉LYN。
	周围脂肪组织：血管（表面、侧方、后方）、LYN、LYD、LYN/LYD。

注：LYD，淋巴管。

1.9.5 盆/腹腔淋巴结清扫术

腹主动脉旁LYN	沿AA和IVC周围分布。清扫步骤：AA外侧（左侧）及AOA前LYN；主动脉后LYN；主动脉腔静脉间LYN；腔静脉前即腔静脉外侧（右侧）LYN；腔静脉后LYN。
髂总LYN	位于EIA和EIV的周围。可分为髂总内侧（1～2枚）、髂总外侧（1～3枚）、主动脉下LYN。

续表

髂外 LYN	沿 EIA 和 EIV 排列。分为髂外外侧 LYN、髂外中间 LYN、髂外内侧 LYN、髂外后 LYN、动静脉间 LYN。
髂内 LYN	沿ⅡA 主干及其脏支和壁支分布,沿壁支分布的有闭孔 LYN、臀上 LYN、臀下 LYN、骶 LYN;沿ⅡA 脏支及盆内脏器分布的有多组 LYN,其中一组为子宫旁 LYN。
腹股沟深 LYN	即 EIV 下段 LYN,位于 EIA 和 EIV 最下端的内外两侧。
闭孔 LYN	位于盆侧闭膜管的内口处,并靠近闭孔神经,与闭孔血管邻近,有 1~3 枚,属于髂内 LYN 前干分支的周围 LYN。
骶 LYN	沿骶正中血管和骶外侧血管排列。骶 LYN 是骶前 LYN 的一组,1~4 枚。应常规清扫,特别是手术中发现骶韧带受侵,或骶前 LYN 肿大。
骶前区域 LYN	两侧 CIA 内侧、左侧 CIV、骶正中静脉、骶骨岬表面的 LYN。包括骶岬 LYN、骶 LYN、左侧髂总 LYN、右侧髂总 LYN。

注：AA，腹主动脉；IVC，下腔静脉；SVC，上腔静脉；AOA，主动脉；CIA，髂总动脉；CIV，髂总静脉；ⅡA，髂内动脉；EIA，髂外动脉。

1.9.6 盆/腹腔淋巴结清扫的并发症

1.9.6.1 下肢淋巴回流障

概述	IR(广泛子宫切除+盆腹腔 LYN 清扫):15%~30%。
治疗原则	早期:排除积留 LYF,防止 LYF 积留。
	晚期:切除不能复原的组织;分流局限性 LYD 阻塞。
诊断	双下肢静脉超声。
	诊断性穿刺组织或淋巴造影。
	鉴别 LYE 和 VE、PE 和 SE。
治疗	LYE(急性):不活动时抬高患肢 30~40 cm,体位引流+弹力袜(弹力绷带)加压包扎。
	LYE(慢性):病变组织切除+游离植皮术+静脉吻合术。

注：LYE，淋巴水肿；VE，静脉水肿；PE，原发性水肿；SE，继发性水肿。

1.9.6.2　淋巴乳糜瘘

概述	盆腔LYN清扫:无乳糜瘘发生。
	AA旁淋巴结清扫(RV高位LYN清扫或肠系膜根部LYN切除):出现乳糜瘘。
临床	平均发生时间:30(5~75)d。
	乳白色液体自手术野有渗出(腹腔镜手术后降低腹压时)。
预防	封闭治疗:生物蛋白胶创面喷洒封闭小LYD。
	支持疗法:低脂、高蛋白、高热量、高维生素饮食,保持引流通畅。
治疗	药物治疗:OAI,0.3 mg,4.2 mL/h(持续微量泵),引流量减少后改用2.1 mL/h,至乳糜瘘消失。
	手术治疗:漏出液>500 mL/d时,需NPO、PN,配合MCT/LCT和SST治疗。漏出液>1500 mL/d时,经保守治疗(NPO、TPN)后,引流量>1000 mL/d(持续1周以上),或出现新的较大的淋巴破口者。

注:RV,肾静脉;OAI,奥曲肽;SST,生长抑素;NPO,禁食;MCT/LCT,中长链脂肪乳剂。

1.9.6.3　出血

概述	创面巨大,手术后渗血量大,需监测BP、HR、R,必要时抗失血性休克治疗。
淋巴结	盆腹腔LYN清扫术范围:AA旁LYN、髂外LYN、髂内淋巴结、髂总LYN、腹股沟深LYN、闭孔LYN、骶前区域LYN、骶LYN。
输尿管	手术中需解剖出输尿管。
血管	解离ⅡA前干/脐动脉、EIA。
	暴露髂总静脉和旋髂深静脉两个平面。
	清除耻骨支、闭孔内肌、ⅡA、ON四个侧壁。
	脉络化输尿管、ⅡA前干(脐动脉)、EIV、EIA、ON。

注:ON,闭孔神经。

1.9.6.4 感染

损伤	盆腹腔淋巴结清扫术,容易导致输尿管、膀胱、直肠损伤,引起感染。
失血	手术创面大,失血量多,抗感染能力低下,容易诱发感染。
上行感染	子宫的切除,盆腔和阴道直接贯通,引起上行性感染,严重者可导致毒血症、败血症和感染性休克,需积极救治。

1.9.7 临床实例示范

女,48岁,以"宫颈癌腹腔镜手术后63 d,腹胀痛2 d"之主诉入院。63 d前因宫颈癌行广泛子宫切除+盆腹腔淋巴清扫术,2 d前无诱因出现下腹胀痛。B超检查提示腹腔积液,后穹隆穿刺提示淋巴液。查体:T 37.4℃,R 20次/分,P 81次/分,BP 124/82 mmHg。痛苦病容,心、肺(−),下腹部压痛,腹水症(+)。妇检:阴道残端愈合良好,无渗液,阴道穹隆饱满,盆腔空虚。查BRT:WBC $6.4×10^9$/L,Neut 0.77,CRP: 2.4 mg/L,RBC $5.8×10^{12}$/L,HB 111 g/L。CRT:PT 16 s,APTT 39 s,TT 13 s,FIB 3.9 g/L。SEL: Na^+131 mmol/L,K^+3.6 mmol/L,Ca^{2+}2.24 mmol/L,Cl^- 123 mmol/L。腹水甘油酰三脂123 mg/dL,PRO 3.33g/dL。碘油淋巴造影提示右髂淋巴管破损。

问题1:腹腔镜广泛子宫切除术和淋巴结节清扫术病史,手术后腹痛、腹胀,引流液中发现甘油酰三脂和PRO异常增高,碘油淋巴管造影提示右髂淋巴管破损。淋巴管瘘诊断明确。

问题2:阴道置管持续引流。

问题3:奥曲肽治疗。

问题4:全肠外营养。

问题5:预防性抗感染治疗。

问题6:保守治疗无效,引流持续增多,手术治疗。

1.10 过度水化综合征

1.10.1 子宫

解剖形态	性状:长:7～8 cm、宽:4～5 cm、厚:2～3 cm;容积:5 mL;质量:50～70 g。
	宫颈与宫体大小比较:青春期前1:2,生育期2:1,绝经后1:1。
	子宫峡:宫体与宫颈交界部(1 cm);子宫下段(7～10 cm):妊娠时的子宫峡。
	解剖学内口:子宫峡上端因解剖上狭窄。 组织学内口:子宫峡下端因子宫内膜转化为宫颈黏膜。
	宫颈管:2.5～3 cm。 宫颈上2/3与主韧带相连。宫颈下1/3(游离)为子宫颈阴道部。
组织结构	内膜层:宫腔表层(无内膜下层组织)。功能层:近宫腔的2/3内膜(致密层+海绵层)。 基底层:近肌层的1/3内膜。
	肌层:厚0.8 cm,内层呈环形,中层呈"8"字形,外层呈纵行。注:"内环外纵中交"。
	浆膜层:覆盖子宫顶及其前后的腹膜,形成膀胱子宫凹陷和直肠子宫凹陷。
	宫颈管黏膜:单层高柱状上皮,分泌碱性黏液。 宫颈阴道部:复层鳞状上皮,无分泌功能。

1.10.2 宫腔镜手术

概念	直视观察+直观取材,抵近、放大、微创。
检查指征	AUB、Asherman综合征、RSA、IUD、UM、妊娠物残留、不孕、宫腔内异物、宫腔镜手术后评估。
手术指征	AUB-P、AUB-L、AUB-A、Asherman综合征、SU、HSG、TCRE、宫腔异物取出(嵌顿IUD、流产残留物)、注药、绝育术。

注:UM,子宫畸形;RSA,反复性流产;SU,纵隔子宫;HSG,子宫输卵管通液术;TCRE,子宫内膜切除。

1.10.3　过度水化综合征

病理	灌流介质经开放的内膜和肌层血管大量吸收,引起体液超负荷和(或)稀释性低钠血症。
	水肿(肺、脑、肾)、心力衰竭、肺衰竭、死亡。
症状	呼吸困难、发绀、恶心、呕吐、烦躁不安、头痛、视力模糊、意识障碍、少尿或无尿。
预防	避免液体过量吸收,手术时间<1 h,宫腔压力<13.3 kPa(100 mmHg)。
	缩宫药和利尿药;监测膨宫液量;处理体液超负荷。
	一旦发现体液超负荷的先兆,要早期诊断及时治疗。
处理	吸氧,纠正电解质紊乱、水中毒(利尿、限制液体入量、治疗低钠血症)。
	处理心力衰竭,防治肺(脑)水肿。

1.10.4　并发症

1.10.4.1　出血

病理	电切过深(5～6 mm),损伤血管层。
	AUB-L过大、较深,易损伤血管。
	复杂的AUB-L、CP、CSP、弥散性血管内凝血(DIC)、胎盘植入等。
	子宫动静脉瘘,手术伤及瘘管。
病因	妊娠电切损伤粗大血管。
	病变位于宫颈管内,手术损伤侧壁或穿孔。
	宫腔镜手术穿孔,损伤宫壁血管。
治疗	治疗内科原发病。
	手术前药物预处理、预防性子宫动脉阻断术。
	手术中电凝创面止血、宫腔球囊压迫止血、宫颈缝扎止血。

注: CP,宫颈妊娠;CSP,剖宫产瘢痕妊娠;AUB-L,子宫肌瘤。

1.10.4.2　子宫穿孔

详见"1.6.5 章节"。

1.10.4.3　感染

详见"1.8.3.6 章节"。

1.10.5　水肿

概念	水肿:组织间隙液体增多(皮下、肺、脑)。
	积水:液体积聚于体腔。
分类	分类:全身性水肿、局部水肿。
	原因:心、肝、肾功能异常,营养不良,淋巴回流受阻,炎症反应。
机制	静脉流体静压的增高(下肢深静脉血栓形成)。
	血浆胶体渗透压的降低(合成障碍、分解代谢增强、蛋白质丧失过多、醛固酮增多症)。
	淋巴回流障碍(淋巴道阻塞)。
肺水肿	病因:肺部感染、ARDS、LHF、RF、过敏反应。
	病理:水肿积聚影响肺收缩、阻碍换气,同时有利于细菌感染。
脑水肿	脑组织肿胀;颅内压升高、脑疝、脑干血流受压,快速死亡。

注:LHF,左心力衰竭;RF,肾衰竭。

1.10.6　临床实例示范

女,48 岁,以"子宫肌瘤宫腔镜手术中 2 h,呼吸困难、呕吐 1 h"之主诉转科。因子宫肌壁间肌瘤行宫腔镜切除术,手术进行至 2 h,突发呼吸急促,继而恶心、呕吐。查体:T 36.9 ℃,R 26 次/分,P 92 次/分,BP 85/53 mmHg。心脏(-),双肺呼吸急促,呼吸音遥远,腹部 (-)。妇检:阴道 (-),宫颈 (-),子宫略增大,双附件 (-)。查 BRT:WBC 6.4×10⁹/L,Neut 0.77,CRP 2.4 mg/L,RBC

5.8×10^{12}/L，HB111 g/L。CRT：PT 16 s，APTT 39 s，TT 13 s，FIB 3.9 g/L。ABG：pH 7.34，PaCO$_2$31 mmHg，AB 21 mmol/L，SB 23 mmol/L，BE−1。SEL：Na$^+$121 mmol/L，K$^+$3.2 mmol/L，Ca^{2+}2.01 mmol/L，Cl$^-$ 106 mmol/L。

问题1：宫腔镜2 h手术史，呼吸困难、呕吐病史，血压降低，Na$^+$、K$^+$、Ca^{2+}含量均降低，轻度代谢性酸中毒。拟诊：过度水化综合征。

问题2：PEEP通气正压吸氧。

问题3：甘露醇降颅压、呋塞米利尿。

问题4：输注白蛋白。

问题5：输注3%氯化钠注射液。

问题6：纠正酸中毒。

1.11　静脉气体栓塞

1.11.1　空气栓塞

概念	栓塞:不溶于血液的异常物质阻塞血管腔的现象。
	栓子:阻塞血管的异常物质(固体、液体、气体)。
	GE:包括AE和DS。
	AE:空气进入血液形成气泡阻塞心血管。
	DS:环境快速从高气压到低气压,溶于血液的气体游离,形成气泡阻塞心血管。
病因	空气经破损的静脉进入血流。
	常见疾病:肺手术、输液、人工气胸(腹)、分娩。
病理	病理程度:空气速度和气体量。
	肺循环栓塞:气体(>100 mL)进入右心,形成气泡并充满心腔,阻碍静脉血回流和动脉血输出。注:少量气体入血无AE发生。
	肺小动脉GE:气体直接进入肺动脉小分支。

病理	体循环栓塞:气体经肺动脉小分支和CAP进入左心室。
	气泡可激活PLT和第Ⅲ因子,启动凝血系统,致DIC。
临床	呼吸困难、发绀、猝死。

注:GE,气体栓塞;AE,空气栓塞;DS,减压病;CAP,毛细血管。

1.11.2　栓子运行途径

概述	栓子随血流阻塞直径与其相当的血管。
	栓子系统来源不同,阻塞途径也不同。
静脉系统及 右心栓子	进入肺动脉系统,引起肺栓塞。 注:脂肪栓子体积小、弹性大,可经肺CAP进入左心,引起体循环栓塞。
主动脉系统 及左心栓子	阻塞体循环小动脉,如脑、脾、肾及四肢。
门静脉系 统栓子	阻塞肝内门静脉分支。
交叉性栓塞	CE即PE,右心或腔静脉栓子→房间隔缺损→左心(偶见)。静脉小血栓→PDA→ 体循环(罕见)。
逆行性栓塞	IVC血栓脱落逆行阻塞肝、肾、髂静脉(极罕见)。

注:CE,交叉性栓塞;PE,反常栓塞;PDA,未闭的动脉导管;IVC,下腔静脉。

1.11.3　宫腔镜静脉气体栓塞

概述	膨宫:CO_2、空气(注水管、组织气化)。
	途径:子宫内膜断裂的静脉及静脉窦。
临床	典型症状(气体入心):突然呼气末CO_2下降、HR下降、SPO_2下降、大水轮音或咔嗒声或 汩汩声。
	气体越多血流阻力越大,症状越重(低氧、发绀、呼吸困难、CO下降、BP下降)。
	迅速发展为HF+LF而死亡。

续表

预防	针对病因展开预防。
	阻断气体来源、减少创面血管、降低宫腔压力、加强监护。
处理	立即停止气体注入。
	倒转头低臀高位转为左侧卧位。
	100% O_2正压吸入、ETT、CVP导管放置。

注：CO，心排血量；HF，心力衰竭；LF，肺衰竭；ETT，气管插管。

1.11.4 临床实例示范

女，43岁，以"子宫内膜息肉宫腔镜手术1 h，胸闷、心慌5 h"之主诉转科。因多发子宫内膜息肉行宫腔镜下电切术，手术进行至1 h，突发呼吸困难，心率减慢，血压下降。查体：T 36.4 ℃，R 16次/分，P 54次/分，BP 82/51 mmHg。可闻及汩汩声，双肺呼吸音粗，腹部（-）。妇检：阴道（-），宫颈（-），子宫略增大，双附件（-）。查BRT：WBC 4.7×10⁹/L，Neut 0.68，CRP 1.8 mg/L，RBC 4.6×10¹²/L，HB 127 g/L。PEEP 2 cmH₂O，SaO₂ 90%。

问题1：宫腔镜1 h手术史，BP下降、呼吸困难、HR下降伴典型气体进入心脏体征。拟诊：静脉气体栓塞。

问题2：停止手术、更换输液设备（终止气体入血途径）。PEEP通气正压吸氧。

问题3：气官插管，正压吸氧（100%纯氧）。

问题4：中心静脉置管输液。

问题5：头低较高位+左侧卧位。

1.12　双胎输血综合征（TTTS）

1.12.1　TTTS概述

概念	TTTS：特指"单绒双羊"单卵双胎的并发症。胎盘A-V吻合，A→V分流，使一胎(供血儿)为另一胎(受血儿)供血。
	供血儿：贫血，甚至营养不良而死亡。
	受血儿：充血性心力衰竭、胎儿水肿。
	IR("单绒双羊"→TTTS)：10%～15%。
	DR(TTTS)：90%～100%。
诊断	羊水量改变：一胎AFV>8 cm，另一胎AFV<2 cm，供血儿羊水严重过少，被受血儿挤压至子宫壁，成为"贴附儿"。
分期	Ⅰ期：羊水量异常；Ⅱ期：膀胱无尿(供血儿)；Ⅲ期：出现UA、UV、UVC多普勒超声异常；Ⅳ期：任何一胎水肿；Ⅴ期：任何一胎死亡。
血管	动脉间(A-A)、静脉间(V-V)、动脉-静脉间(A-V)。
治疗	TTTS：胎儿镜激光凝固胎盘吻合血管。
	效果：手术后至少一胎存活率可达80%以上。

注：UA，脐动脉；UV，脐静脉；UVC，脐静脉导管；A，动脉；V，静脉。

1.12.2　胎儿镜手术

胎儿镜	光纤内镜(ϕ=2 mm)，经腹进入羊膜腔，直观胎儿形态；活检胎儿组织；宫内治疗。
适应症	Quintero分期：Ⅱ～Ⅳ期；Quintero分期：Ⅰ期(部分)。
时间	妊娠16～26周。
禁忌症	①一胎结构异常；②先兆流产者；③感染者(尤指宫内)；④完全前壁胎盘；⑤严重内科、外科、产科合并症者。

续表

麻醉	时间短:局部麻醉。
	时间长:椎管麻醉+镇静药。
手术	避开胎盘,进入羊膜腔(受血儿),辨别羊膜隔周围血管,确定交通支和吻合点(血管色泽+走向)。
	选择性血管吻合支序贯凝固术:采用激光按照 A–V、V–A、A–A、V–V 的顺序对吻合血管凝固。
	Solomon 术:在序贯凝固术的基础上将胎盘凝固点用激光连接成线,减少细小吻合支残留。
治疗	预防性抗感染+预防性宫缩抑制。
	手术后快速羊水减量使 AFV 正常。

1.12.3　并发症

母体	出血。
	羊水渗漏、感染、PROM、流产、早产。
	LALB、肺水肿。
胎儿	宫内死亡(一胎或两胎)。
	假性 ABS、躯体灼伤。
	其他:远期并发症。

注:LALB,低蛋白血症;ABS,羊膜囊束带综合征。

1.12.4　临床实例示范

女,29岁,以"胎儿镜下 Solomon 手术后 2 h,不规律宫缩 1 h"之主诉转科。停经24周,因 TTTs 行 Solomon 手术,手术顺利,手术后 2 h 出现不规律宫缩。查体:T 37.2 ℃,R 20次/分,P 92次/分,BP 107/62 mmHg。心肺(−),宫底平脐,胎心 138/155次/分,有不规律宫缩,持续 10～20 s/7～10 min。妇检:阴道(−),宫颈长 2 cm,宫口未开,无液体流出,子宫无压痛,双附件未及。查 BRT:WBC $12.6×10^9$/L,Neut 0.79,CRP 6.9 mg/L,RBC $4.7×10^{12}$/L,HB 105 g/L。SEL:Na^+133 mmol/L,K^+3.9 mmol/L,Ca^{2+}2.26 mmol/L,Cl^- 102 mmol/L。ECG:窦性心

律。B超：24周妊娠，双胎，单绒双羊，AFI 6 cm 和 8 cm。

问题1：Solomon 手术后 2 h 出现不规律宫缩病史。拟诊：先兆流产。

问题2：静脉滴注硫酸镁抑制宫缩。

问题3：地塞米松促胎肺成熟。

问题4：预防性抗感染治疗。

问题5：静脉滴注甘露醇，输注白蛋白，预防肺水肿。

问题6：吸氧。

1.13　产后出血（PPH）

1.13.1　PPH概念

产后出血	平产出血量≥500 mL；剖宫产出血量≥1000 mL(胎儿娩出 24 h 内)。
严重产后出血	出血量≥1000 mL(胎儿娩出后 24 h 内)。
难治性产后出血	经保守治疗(药物+按摩按压)无法止血，需手术或介入治疗，甚至子宫切除者。

1.13.2　PPH病因

子宫收缩乏力	全身因素：精神紧张、高龄、肥胖等。	
	产科因素：产程延长、子痫前期、宫内感染、前置胎盘、胎盘早剥。	
	子宫因素：子宫过度膨胀、损伤和病变。	
	药物因素：宫缩抑制剂、镇静药、麻醉药。	
胎盘因素	胎盘滞留、残留和植入。	
软产道裂伤	急产、手术助产、巨大儿、外阴水肿、软产道弹性差/静脉曲张。	
凝血功能障碍	ITP、AA、AFE、FD、PAR、肝脏疾病、重度子痫前期。	

注：ITP，原发性血小板减少；AA，再生障碍性贫血；AFE，羊水栓塞；FD，死胎；PAR，胎盘早剥。

1.13.3 PPH诊断

临床表现	阴道出血、低血压症状。
估测失血量	称重法：失血量（mL）=［接血敷料：湿质量（g）-干质量（g）］/1.05［血液密度（g/mL）］。
	容积法：容器收集血液测量。
	面积法：纱布湿血面积估计。
	SI（脉率/收缩压）法：SI=0.5，无失血；SI=1.0，失血500～1500 mL；SI=1.5，失血1500～2500 mL；SI=2.0，失血2500～3500 mL。
	血红蛋白测定，HB每下降10 g/L，失血量为400～500 mL。注：PPH早期，由于血液浓缩，HB常无法准确估计实际出血量。
失血原因	软产道裂伤、子宫收缩乏力、胎盘（滞留+残留+植入）、DIC。

注：SI，休克指数。

1.13.4 治疗

	PPH治疗措施
宫缩乏力	①方法，腹部按摩宫底、腹部-阴道按压子宫；②效果，子宫轮廓清楚，有皱褶，出血减少；③时间，宫缩恢复正常，并保持收缩状态。注：按摩时可配合使用宫缩剂。
	①宫缩剂（易混淆知识点：PPH可用麦角新碱）；②纱布球囊填塞术；③B-lynch、Hayman、Cho、Pereira缝合法；④UA、ⅡA结扎术；⑤TAE；⑥次全/全子宫切除术。
胎盘因素	①徒手剥离粘连的胎盘；②MTX治疗植入或粘连较紧的胎盘；③子宫局部切除；④全子宫切除。
软产道损伤	①原则：止血缝合；②伤口处理以1 cm或且有无活动性出血为界；③常间断缝合，第一针距裂口顶端0.5 cm；④恢复解剖，不留死腔，避开直肠黏膜；⑤血肿应切开引流。
其他	凝血功能障碍：尽快补充凝血因子，并纠正休克。若并发DIC：按DIC处理。

注：UA，子宫动脉；ⅡA，髂内动脉；TAE，动脉导管栓塞术。

1.13.5　PPH输血方案

输血	HB<60 g/L。
考虑输血	HB<70 g/L。
放宽输血	继续出血风险高。
成分输血	RBC、PLT、FIB、FFP、冷沉淀。
大量输血	RBC∶PLT∶BP=1∶1∶1。
其他	自体血回输。

注：FFP，新鲜冰冻血浆；BP，血浆。

1.13.6　临床实例示范

女，35岁，以"产后阴道出血半小时"之主诉转科。足月妊娠，经阴道分娩，胎儿娩出后阴道大量出血，检查软产道无裂伤，迅速娩出胎盘后出血不止，查子宫收缩乏力，静脉滴注缩宫素，肌注欣母沛后无好转。查体：T 37.1 ℃，R 20次/分，P 109次/分，BP 82/55 mmHg。面色苍白，心率109次/分，律齐，双肺（−），子宫软，脐下3指，各种反射存在。妇检：阴道大量积血块，宫口松弛，子宫软，收缩乏力，双附件未及。查BRT：WBC 11.2×10⁹/L，Neut 0.72，RBC 3.5×10¹²/L，HB 85 g/L，PLT 214×10⁹。CRP 3.3 mg/L。CRT：PT 21 s，APTT 43 s，TT 18 s，FIB 3.2 g/L，DD 0.36 mg/L，FDP 5.8 mg/L。B超：产后子宫，无胎盘及胎膜残留。ECG：窦性心动过速。

问题1：足月顺产，宫缩乏力致PPH，无胎盘胎膜残留，无软产道裂伤。诊断：产后出血、出血性休克。

问题2：腹壁和阴道按压子宫，静脉滴注缩宫素，肌肉注射缩宫素，肌肉注射欣母沛，宫腔填塞。

问题3：静脉滴注晶体液+胶体液，输注新鲜血。

问题4：急诊TAE，同时做好子宫切术准备。

问题5：预防感染治疗。

1.14　晚期产后出血（LPH）

1.14.1　概述

概念	产后1 d至6周子宫大量出血。
	产褥期:胎盘娩出至全身各器官(除乳腺)恢复至未孕状态的6周时间。
时间	产后1～2周至2月。
症状	一般持续(间断)少量(中量)出血,也可大量出血。
	寒战、低热、贫血、休克。

1.14.2　病因与临床表现

组织残留	胎盘胎膜残留:变性、坏死、机化、脱落,基底血管出血,产后10 d多见。
	蜕膜残留:子宫复旧不良、子宫内膜炎,诱发LPH。
复旧不全	血栓脱落,血窦开放;产后2周多见。
感染	复旧不良、收缩欠佳,血窦关闭不全;多见子宫内膜炎。
切口愈合不良	①UA斜形分支断裂供血不足;②切口过低,血供不良;③切口过高,对合不齐;④缝合过松,血管脱落;缝扎过紧,血运不畅;⑤切口感染。
其他	IM(产后)、AUB-L、CV均可致LPH。

注:UA,子宫动脉;IM,侵蚀性葡萄胎;AUB-L,子宫肌瘤;CV,宫颈癌。

1.14.3　诊断

病史	平产:异常产程、异常恶露、反复(突然)阴道出血。
	剖宫产:指征、术式、手术后恢复情况。

临床表现	①阴道出血；②胎膜蜕膜残留：产后10 d左右；③胎盘附着部复旧不全：产后2周左右，可反复多次，也可突然大量出血；④剖宫产切口裂开或预后不良：产后2～3周，突发大量出血，可导致失血性休克。
	症状：腹痛、发热、贫血、休克。
	体征：子宫增大、变软、压痛、宫口松弛。
辅检	BRT、CRT、B超、DST、hCG、诊刮+病检。

注：DST，药敏试验。

1.14.4　处理

少量出血	抗生素、宫缩剂、支持治疗。
组织残留	清宫、抗生素、宫缩剂。
切口裂开	抗生素、宫缩剂。
大量出血	开腹（腹腔镜）探查。
坏死范围小	ⅡA和UA结扎。
假性动脉瘤	TAE（ⅡA和UA）。
坏死范围大	次全/全子宫切除。
其他	肿瘤出血。

1.14.5　临床实例示范

女，26岁，以"剖宫产手术后30 d，突发腹痛伴阴道出血2 h"之主诉入院。足月妊娠剖宫产终止妊娠，手术过程顺利，母乳喂养，2 h前突发下腹痛伴阴道大量出血。查体：T 37.6 ℃，R 22次/分，P 113次/分，BP 81/50 mmHg。贫血貌，心率113次/分，律齐，双肺（−），腹稍隆起，压痛反跳痛，腹水症（+），子宫软，脐下2指。妇检：阴道大量积血块，宫口可容1指，子宫软，收缩乏力，双附件未及。查BRT：WBC $15.1×10^9$/L，Neut 0.89，RBC $3.2×10^{12}$/L，HB 76 g/L，PLT $168×10^9$/L。CRP 11.9 mg/L。CRT：PT 24 s，APTT 49 s，TT 21 s，FIB 12.1 g/L，DD 0.53 mg/L，FDP 6.9 mg/L。B超：子宫切开裂开，宫腔无胎盘及胎膜残留，腹腔积液800 mL。ECG：窦性心动过速。

问题1：剖宫产手术后30 d，腹痛伴阴道出血，血压下降，子宫切开裂开，腹腔积液。诊断：晚期产后出现、子宫破裂、出血性休克。

问题2：静脉滴注晶体液+胶体液，输注新鲜血。

问题3：急诊开腹手术，修补子宫。

问题4：预防感染治疗。

问题5：促子宫收缩治疗。

1.15　产褥感染

1.15.1　概述

概念	PI:生殖道局部和全身感染(分娩及产褥期);IR:6%。
	PM:产后1～10 d,测体温4次间隔4 h,其中2次T≥38 ℃。
	PM由PI和其他感染引起。
诱因	阴道的自净作用。
	免疫力(机体)和侵袭力(病原)失衡。
	体质虚弱、营养/卫生不良、PROM、肝病、贫血、产程延长、分娩前后失血过多均可成为诱因。
病原种类	概述:致病菌和非致病菌。
	需氧菌:β-溶血性链球菌、大肠埃希菌、克雷伯菌属、变性杆菌、葡萄球菌。
	厌氧菌:消化链球菌、消化球菌、脆弱杆菌、产气荚膜梭菌。
	其他:UU、MH、CT、GC。
感染途径	外源性感染:包括侵入性操作等。
	内源性感染:条件致病菌。
	危害:内源性>外源性,不仅可引起PI,还可间接感染胎儿。

注：PI，产褥感染；PM，产褥病率；UU，解脲支原体；MH，人型支原体；CT，衣原体；GC，淋球菌。

1.15.2 产褥感染的病理和临床表现

外阴炎	外阴损伤、会阴裂伤、会阴侧切。
	局部伤口炎症表现。
阴道炎	阴道裂伤、阴道挫伤。
	黏膜、CT(感染部位较深时)炎症表现。
宫颈炎	宫颈裂伤→蔓延宫旁组织→盆腔CT炎。
子宫感染	①子宫内膜炎(子宫蜕膜层):脓性分泌物伴臭味;②子宫肌炎:腹痛、脓液恶露,子宫压痛、复旧不良。
输卵管炎	①急性输卵管炎:下腹痛伴肛门坠胀,宫旁CT增厚、压痛、包块、"冰冻骨盆";②感染途径:淋巴和血液循环。
盆腔腹膜炎	①炎症→子宫浆膜→弥漫性腹膜炎;②全身中毒症状+急腹症;③腹膜渗液→肠粘连→局限性脓肿;④盆腔炎性疾病后遗症;⑤不孕。
血栓静脉炎	①盆腔血栓静脉炎多为厌氧菌感染;②全身中毒症状,可持续数周(反复发作),单侧多见;③下肢血栓性静脉炎,多见于FV、PV、GSV;④弛张热,持续性疼痛、压痛,静脉呈硬索状;⑤静脉受阻,致"股白肿";⑥B超诊断。
脓毒症	细菌入血→菌血症→脓毒血症和迁徙性脓肿。

注:FV,股静脉;PV,腘静脉;GSV,大隐静脉。

1.15.3 诊断

病史	产后发热:首先考虑PI,其次考虑PM相关疾病。
查体	感染部位和感染程度:盆腹腔和会阴。
辅检	B超、CT、MRI(定位及定性)。
	CPR有助于早期诊断(《妇产科学》(第9版)强调)。
实验检查	细菌培养和药敏试验:分泌物(宫腔)、穿刺物(脓肿+后穹隆)。
	必要时作血培养和厌氧菌培养。
	抗原抗体检测。
其他	与乳腺、泌尿系统和上呼吸道感染鉴别。

1.15.4　产褥感染的临床处理

支持	补充足够维生素。
清除 残留	①总则:有效抗感染(足量+足疗程),清除残留物;②钳夹术:急性感染伴高热者,在有效控制感染的情况下清除感染组织;③彻底清宫:在感染彻底控制、体温正常后实施。注:避免感染扩散。
抗炎	①经验性抗感染;②精准性抗感染(细菌培养+药敏实验);③DEX(提升应激能力):中毒症状严重者。
抗凝	HEP、UK、INN、APC。注:抗凝药和抗生素可同时应用。
手术	①感染灶切开引流+病灶注药;②子宫切除:DIC、脓毒血症和感染性休克。

注:HEP,肝素;UK,尿激酶;INN,双香豆素;APC,阿司匹林。

1.15.5　抗感染性休克

详见"3.3.8章节"。

1.15.6　临床实例示范

女,32岁,以"足月顺产后14 d,突发寒战高热1 h"之主诉入院。查体:T 39.1 ℃,R 22次/分,P 98次/分,BP 127/87 mmHg。心、肺(−),腹平软,子宫耻骨上2指,压痛(±),下肢持续性疼痛、皮肤发白、水肿,生理反射存在,病理反射未引出。妇检:阴道分泌物呈血性,有臭味,宫口可容1指,子宫如孕3^+月大小,双附件(−)。查BRT:WBC $13.7×10^9$/L,Neut 0.92,RBC $4.6×10^{12}$/L,HB 108 g/L,PLT $138×10^9$/L。CRP 4.7 mg/L。CRT:PT 17 s,APTT 53 s,TT 28 s,FIB 6.8 g/L,DD 0.57 mg/L,FDP 7.8 mg/L。B超:子宫复旧不良,胎盘及胎膜无残留。ECG:窦性心律。

问题1:足月顺产14 d,突发寒战高热、子宫复旧不良,血性恶露,下肢水肿、疼痛,CRT异常。诊断:下肢血栓静脉炎。

问题2:卧床制动、肝素、尿激酶治疗。

问题3:促子宫复旧治疗。

问题4:预防感染治疗。

1.16　产褥中暑（PHS）

1.16.1　概念

概念	产褥期中枢性体温调节障碍性急性热病。
病因	产后门窗关闭,环境高热高湿。
转归	起病急,发展快。
	未及时救治者:数小时内因呼吸和循环障碍而死亡。
	幸存者:中枢神经系统不可逆后遗症。
临床分类	分类依据:病情严重程度。
	中暑先兆:口渴、多汗、心悸、胸闷、恶心、疲软。注:先兆期时间短暂。
	轻度中暑:T>38.5 ℃、P上升、面色潮红、口渴、胸闷、气促、全身痱子。
	重度中暑:体温呈稽留热型(41～42 ℃)、面色苍白、呼吸急促、谵妄、抽搐、昏迷、呼吸衰竭、心力衰竭、死亡。

1.16.2　诊断

诊断	病史:环境高温、散热不畅。
	临床表现:高热、神经功能损坏、水电解质紊乱、循环衰竭。
	实验室检查:AST、ALT、LDH、CK、BGA、脑脊液。
	辅助检查:CT、MRI。
鉴别诊断	神经系统疾病:脑膜炎、脑出血。
	感染性疾病:伤寒、疟疾。
	内分泌疾病:甲状腺危象。
	药物中毒:抗胆碱药、抗精神药。

注：BGA,血气分析。

1.16.3　降温治疗

原则	降温、通风、纠酸、纠水。
	注:迅速降温是抢救的关键,是治疗的基础,决定病人的预后。
体外降温	转移患者到低温环境,脱去衣服,肌肉按摩散热。
	无虚脱者:CWI降温,身体(除头外)浸入2～14℃流动的冷水中,头顶放置冰湿毛巾。注:20 min内将体温从43.3℃降到40℃以下。CWI:迅速降温的金标准。
	虚脱者:蒸发散热降温,15℃冷水擦拭皮肤、电风扇或空调。注:39℃停止降温治疗。
体内降温	胃或直肠灌洗(冰盐水)、腹膜腔灌洗(NS)、血液透析、自身血体外冷却回输。
药物降温	热射病者:水杨酸治疗无效,且可能有害。
	降温出现寒战者:NS:500 mL+ CP:25～50 mg,iv。

注：CWI，冷水浸浴；NS，生理盐水；CP，氯丙嗪。

1.16.4　并发症

昏迷	气管插管:保持呼吸道通畅,防止误吸。
	颅内高压者:E421,1～2 g/kg,ivgtt(30～60 min)。
	痫性发作时:静脉输注地西泮。
液体复苏	LBP者:NS或RS,ivggt,最初4 h给予1200 mL等张晶体液。
	必要时IPR,ivgtt。注:勿用血管收缩药,此类药影响皮肤散热。
多器官功能障碍综合征（MODS）	对症支持治疗。
	横纹肌溶解:保持尿量至少2 mL/(kg·h),尿pH>6.5。
	心力衰竭合并肾衰竭伴高K$^+$:慎用洋地黄。
	持续性无尿、尿毒症和高K$^+$:血液透析或腹膜透析。
	应激性溃疡病上消化道出血:H2RA或PPI。
	DIC:FFP和PLT。

注：E421，甘露醇；RS，乳酸林格液；IPR，异丙肾上腺素；H2RA，H2受体拮抗剂；PPI，质子泵抑制剂；FFP，新鲜冷冻血浆。

1.16.5 监测

体温	持续监测体温至37~38 ℃。
尿量	保持尿量>30 mL/h。
血气	依据BGA,及时校正。
	注:T>37 ℃时,温度每升高1 ℃,PaO_2降7.2%,$PaCO_2$升4.4%,pH降0.015。
血液	DIC:24 h首发,但常见于48~72 h。
	严密监测有关DIC实验室参数(FIB、FDP、PT、APTT、PLT)。

1.16.6 附注:中暑临床表现

概述	依据:发病机制+临床表现。
	分类:热痉挛、热衰竭、热射病。
	注:中暑类别可顺序发展、可交叉。
热痉挛	体温正常或略升高,神志正常。
	剧烈活动和大量出汗后出现头痛、头晕和肌肉痛性痉挛,肢体活动受限。数分钟缓解。
热衰竭	CBT<40 ℃,无神志障碍。
	严重热应激,体液和体钠丢失引起循环容量不足所致,表现为多汗、疲乏、头晕、头痛、恶心、肌痉挛,心率明显增快、直立性低血压或晕厥。
	HCT上升、ALT上升(显著)、高Na^+血症、AZO(轻度),多见于老年人、儿童、慢性病病人。
热射病	CBT>40 ℃,伴神志障碍。
	劳力性热射病(内源性产热过多):剧烈运动或高强度劳动后。大量出汗、HR增高(160~180次/分)、脉压增大、横纹肌溶解、ARF、LF、MODS,病死率高,多见于年轻体壮者。
	非劳力性热射病(体温调节障碍致散热减少):通风不良+高湿高热,多见于年老体衰者和产妇。

注:HCT,红细胞压积;AZO,氮质血症;CBT,中心体温。

1.16.7 临床实例示范

女，22岁，以"足月顺产后7 d，突发呼吸困难1 h"之主诉入院。查体：T 41 ℃，R 28次/分，P 119次/分，BP 123/76 mmHg。高热面容，心率119次/分，双肺呼吸急促，腹平软，子宫耻骨上2指，各种反射存在。妇检：产后阴道，血性恶露，无臭味，宫口闭合，子宫孕12周大小，双附件（−）。查BRT：WBC $8.7×10^9$/L，Neut 0.66，RBC $4.2×10^{12}$/L，HB 116 g/L，HCT 0.42，PLT $197×10^9$/L。CRP 2.1 mg/L。LFTs：ALT 1092 U/L，AST 1045 U/L；RFTs：BUN 14.7 mmol/L，Cr 206.7 μmol/L。ABG：pH 7.28，$PaCO_2$ 67 mmHg，PaO_2 86 mmHg。SEL：Na^+ 163 mmol/L，K^+ 5.2 mmol/L，Ca^{2+} 2.20 mmol/L，Cl^- 113 mmol/L。CRT：PT 18 s，APTT 54 s，TT 27 s，FIB 7.2 g/L，DD 0.43 mg/L，FDP 8.4 mg/L。B超：产后子宫，胎盘及胎膜无残留。ECG：窦性心律。

问题1：足月顺产7 d，突发高热，BRT无异常、CRT异常、高Na^+、肝肾功能异常、ABG异常。拟诊：产褥中暑。

问题2：立即冰水降温、补液、纠正酸中毒。

问题3：气管插管，通畅呼吸，正压吸氧。

问题4：甘露醇降颅压。

问题5：保肝、护肾，避免使用对肝、肾影响大的药物。

问题6：预防CD和DIC。

1.17 妊娠剧吐（HG）

1.17.1 概述

概念	妊娠早期孕妇出现严重持续的恶心、呕吐，并引起脱水、酮症酸中毒，需要住院治疗者。
流行病学	有恶心、呕吐的孕妇中，约0.3%～1.0%发展为妊娠剧吐。

病因	hCG:早孕反应的出现和消失,与 hCG 上升和 hCG 下降的时间一致。葡萄胎、多胎 hCG 水平高,早孕反应也严重。
	甲状腺功能亢进:60% 的 HG 患者可伴发短暂的甲状腺功能亢进,呕吐的严重程度与游离甲状腺素显著相关。
	精神神经:紧张、焦虑、忧虑。
	其他:生活环境经济状况差。

1.17.2　诊断

临床表现	妊娠 6 周:早孕反应,随妊娠加重。 妊娠 8 周:持续性呕吐,脱水、电解质紊乱、酸中毒。
	体重下降:消瘦、疲乏、脱水、UV 下降。 肝、肾功能受损:黄疸、管型和 UPR,BIL 上升、Cr 上升、BUN 上升、ALT/AST 上升。 极严重者:嗜睡、意识模糊、谵妄、昏迷死亡。
诊断	尿液检查:测定 UK、UV、SG;尿细菌培养。
	生化检查:①血常规、肝肾功能、电解质;②肝酶上升,但不超过正常上限的 4 倍或 300 U/L;③BIL 上升(<4 mg/dL 或 68.4 μmol/L)。
	B 超。
鉴别	排除性诊断。
	胃肠道感染、胰腺炎、肝炎、胆囊炎、尿路感染、胆道蛔虫症。

注:UK,尿酮;UV,尿量;SG,尿相对密度。

1.17.3　HG 并发症

甲状腺功能亢进	hCG 和 TSH 结构相似,hCG 上升诱发 T_3/T_4 上升,反馈抑制 TSH。
	短暂的甲状腺功能亢进(TSH 下降、FT_4 上升)。
Wernicke 脑病	HG 持续 3 周后发病,为严重维生素 B_1 缺乏所致。
	眼球震颤、视力障碍、步态和站立姿势异常、木僵、昏迷、死亡。

1.17.4　治疗

一般	避免接触易呕吐食物。
	避免早晨空腹,鼓励少量多餐。
纠酸 纠水	静脉补液:3000 mL/d,补充维生素 B_6、维生素 B_1 和维生素 C,连续输液至少3次,维持 UV ≥1000 mL /d。
	静脉滴注极化液补充能量:葡萄糖50 g、胰岛素10 U、10%KCl(注意先补充维生素 B_1,再补充极化液,防止 Wernicke 脑病)。
	补钾:3~4 g/d,严重者补钾至6~8 g/d(500 mL尿量补1 g钾,监测血钾和 ECG)。
止吐	维生素 B_6 或维生素 B_6-多西拉敏复合制剂、甲氧氯普胺、异丙嗪。 昂丹司琼(虽然绝对风险低,但使用仍需权衡利弊)。 糖皮质激素(诱发唇裂,避免孕10周前使用,仅做顽固性HG的最后止吐方案)。
终止 妊娠	①持续黄疸;②持续 UPR;③T>38 ℃(持续);④HR>120次/分;⑤谵妄昏迷;⑥视网膜出血;⑦神经症状体征;⑧Wernicke 脑病。

1.17.5　临床实例示范

女,18岁,以"停经60 d,视力模糊1 h"之主诉入院。既往月经规律,停经后42 d出现恶心、呕吐,不能进食,渐趋加重,1 h前无诱因出现眼球剧烈晃动,视物不清。查体:T 36.9 ℃,R 20次/分,P 90次/分,BP 126/77 mmHg。面容憔悴、精神萎靡、巩膜轻度黄染,心、肺(−),腹平软。妇检:外阴(−)、阴道畅、宫口闭、子宫孕2个月大小,双附件(−)。查 BRT:WBC 4.2×10⁹/L,Neut 0.58,RBC 4.4×10¹²/L,HB 121 g/L,HCT 0.38,PLT 258×10⁹/L。LFTs:ALT 68 U/L,AST 79 U/L,BIL 55 μmol/L;RFTs:BUN 10.3 mmol/L,Cr 192.9 μmol/L,PRO(++),可见管型。SEL:Na⁺127 mmol/L,K⁺3.3 mmol/L,Ca²⁺1.98 mmol/L,Cl⁻ 92 mmol/L。hCG80 kU,维生素 $B_1$5 nmol/L。B超:宫内早孕,可见胎心搏动。ECG:窦性心动过速。

问题1:停经后渐趋增重的早孕反应,致眼球震颤、视力模糊;hCG高于正常值,维生素 B_1 缺乏。诊断:妊娠剧吐、Wernicke 脑病。

问题2：终止妊娠。

问题3：静脉补液，补充维生素B_1、维生素B_6、维生素C，维持尿量>1000 mL。

问题4：极化液。

问题5：昂丹司琼止吐。

1.18　稽留流产/死胎

1.18.1　概念

概念	MA:胎儿(胚胎)宫内死亡未及时自然排出者。
	FD:胎儿在子宫内死亡(妊娠>20周)。
	死产:胎儿在分娩中死亡。
诊断	MA:早孕反应消失,先兆早产症状或无,子宫不再增大反而减小。B超可确诊。
	FD:胎动停止、胎心消失、子宫停止增长、子宫大小和孕周不符。B超可确诊。

注：MA，稽留流产；FD，死胎。

1.18.2　一般处理

病理	MA:胎盘机化,粘连紧密,刮宫困难。晚期MA引起DIC。
	FD:长时间未娩出可能致DIC。
稽留流产	凝血功能正常:E,po,3～5 d,提高对OT的敏感性。
	子宫<12周:清宫术(注:一次未能清净,5～7 d后二次清宫)。子宫≥12周:口服米非司酮+米索前列醇(或ivgttOT)。
	凝血功能障碍:尽早输注新鲜血等,纠正凝血功能,再行刮宫。
死胎	转归:80% FD在2～3周自然娩出。FD滞留>4周,DIC上升。
	寻找死因:死胎一经确诊,建议尸体解剖及胎盘、胎膜病理和染色体检查。
	引产:米索前列醇、利凡诺尔、OT。
	原则:阴道分娩(剖宫产仅限于特殊情况)。
	个体化引产:子宫手术史者(孕28周前)。

续表

| 死胎 | DIC应急方案，CRT，FIB<1.5 g/L，PLT<100×10⁹/L。HEP治疗，使FIB和PLT恢复后再引产。注：备血预防感染。 |

注：HEP，肝素；CRT，凝血常规。

1.18.3　手术治疗

全子宫切除术。

1.18.4　抗休克治疗

详见"3.3.6章节"。

1.18.5　临床实例示范

女，38岁，以"停经22周，发现死胎1 d"之主诉入院。停经22周，胎动停止1个月，B超发现死胎1 d。查体：T36.4 ℃，R20次/分，P85次/分，BP104/67 mmHg。心、肺（-），腹稍隆起，宫底脐下2指。妇检：阴道通畅，宫颈未开，子宫孕4⁺月大小，双附件未及。查BRT：WBC 5.9×10⁹/L，Neut 0.72，RBC 5.8×10¹²/L，HB 124 g/L，PLT 98×10⁹/L。CRT：PT 22 s，APTT 45 s，TT 19 s，FIB 1.8 g/L，DD 3.2 mg/L，FDP 6.4 mg/L。B超：死胎，胎儿孕4⁺月大小。ECG：窦性心动过速。

问题1：停经22周，B超提示胎死宫内；CRT异常。诊断：死胎、凝血功能障碍。

问题2：口服雌激素。

问题3：静脉滴注缩宫素，或利凡诺尔经腹宫内注射，或阴道放置米索前列醇。

问题4：预防感染。

问题5：胎盘病检和死胎尸检。

1.19 卵巢过度刺激综合征（OHSS）

1.19.1 概述

概念	卵巢受排卵药刺激,卵泡发育数目增多,E浓度过高,颗粒细胞黄素化,引起血流动力学改变(血管通透性增加,水分进入体腔,血液浓缩)。
临床	AUB-O生育期有生育要求者促排卵治疗。闭经者促排卵治疗。PCOS诱发排卵治疗。ART控制性超排卵治疗。
分度	轻度:轻度腹胀、卵巢增大。
	重度:腹胀、胸/腹腔积液、血液浓缩、血栓栓塞、脏器受损、电解质紊乱、死亡。
转归	IR:20%(重症1%～4%)。

1.19.2 促排卵药物

CL	机制:竞争性结合下丘脑ER,阻断E对下丘脑的负反馈,刺激GN分泌。
	适应症:HPO轴正常,体内有一定E水平者。
	用法:50 mg/d,po,qd,5 d(月经5 d用药)。
	效果:排卵率:70%～80%,妊娠率20%～30%。CL最大剂量150 mg/d。
	注:CL可联合hCG和HMG。排卵后可给予12～14 d黄体支持。
LE	机制:抑制A向E转化,降低E水平,负反馈GN分泌。
	适用症:同CL。
	用法:2.5～5 mg/d,黄体支持同CL。
HMG	机制:75 U HMG含FSH和LH个75U。
	用法:75～150 U,im,qd/qod(月经2～3 d开始),直至卵泡成熟。
	注:监测卵泡和E水平,黄体支持同CL。
hCG	机制:结构和LH相似,模拟LH峰诱发排卵。
	用法:4000～10000 U,im(卵泡成熟后)。
	注:可用于黄体支持。

注：CL或CC，氯米芬；LE，来曲唑；A，雄激素；E，雌激素。

1.19.3　治疗

原则：增加胶体渗透压扩容为主，防止血栓形成，改善症状和支持治疗。详见水电解质紊乱章节、DIC章节、肠外营养章节。

1.19.4　临床实例示范

女，18岁，以"促排卵治疗第30天，呼吸困难腹胀1 d"之主诉入院。IVF-ET行FSH和hMG促排卵治疗，排卵后第5天，出现呼吸困难、腹胀。查体：T 36.5 ℃，R 19次/分，P 83次/分，BP 121/81 mmHg。疲乏、虚弱，体重增加4 kg，心率83次/分，律齐，心音听诊遥远，双肺呼吸音加粗，肺底叩诊实性，腹平软，肝轻压痛，肾区轻扣痛，腹水症（+）。妇检：外阴（-）、阴道通畅、宫口光滑，子宫常大，双侧卵巢增大约8 cm×10 cm。查BRT：WBC4.7×10^9/L，RBC4.9×10^{12}/L，HB 145 g/L，HCT0.37，PLT90×10^9/L。LFTs：ALT 88 U/L，AST 104 U/L，BIL 59 μmol/L；RFTs：BUN 10.3 mmol/L，Cr192.9 μmol/L。SEL：Na$^+$127 mmol/L，K$^+$3.3 mmol/L，Ca^{2+}1.98 mmol/L，Cl$^-$ 92 mmol/L。CRT：PT 18 s，APTT 49 s，TT 23 s，FIB 5.1 g/L，DD 0.44 mg/L，FDP 7.1 mg/L。E 5000 pmol/mL。胸部X射线：胸腔积液300 mL。腹腔B超：左卵巢8 cm×10 cm，卵泡15个，右卵巢9 cm×10 cm，卵泡17个，腹水1200 mL。ECG：窦性心律。

问题1：促排卵后出现腹胀呼吸困难病史，胸腹水体征，卵巢增大，凝血异常，雌激素异常增高，肝、肾功能受损。诊断：OHSS。

问题2：气管插管，正压吸氧。

问题3：静脉补充胶体液。

问题4：腹水引流。

问题5：低分子肝素治疗。

问题6：使用对肝、肾影响较小的药物。

第2章　产科重症

2.1　子痫前期

2.1.1　概念

病因	螺旋小动脉重铸不足、炎症免疫过度激活、内皮细胞受损、遗传、营养不良。
PE	①妊娠>20周,SBP≥140 mmHg(DBP≥90 mmHg),伴 UP≥0.3 g/24 h,或 RUP(+);②UP(−),但有③④⑤⑥⑦之一;③PLT<100×10^9/L;④ALT/AST>2倍正常值;⑤Cr>1.1 mg/dL或Cr>2倍正常值;⑥肺水肿;⑦新发中枢神经系统异常或视觉障碍。
SPE	SBP≥160 mmHg(DBP≥110 mmHg)。子痫前期③④⑤⑥⑦。
ECL	子痫前期发生抽搐,排除其他原因的抽搐。

注：PE,子痫前期；SPE,重度子痫前期；ECL,子痫；UP,尿蛋白；RUP,随机尿蛋白；DBP,舒张压；SBP,收缩压。

2.1.2　病理生理

2.1.2.1　心脑血管

总则	血管痉挛、通透性增加。
脑	BE、充血(含缺血、出血、血栓形成)。
	脑梗死与昏迷及视力下降有关。

续表

脑	感觉迟钝、思维混乱、昏迷、脑疝。
	高灌注压可致明显头疼。
心脏 血管	低排高阻状态(BP上升、PPR上升、CO下降)。
	血液进入间质,MI、IE、LE、HF。
血液	血液浓缩,HCT上升。当HCT下降提示贫血或RBC受损或溶血。

注：BE，脑水肿；PPR，外周阻力；CO，心排血量；MI，心肌缺血；IE，间质水肿；LE，肺水肿。

2.1.2.2　肝、肾

肝脏	ALT/AST上升。
	门静脉周围出血/坏死、肝包膜下血肿、肝破裂。
肾脏	肾小球扩张(内皮细胞肿胀,纤维素沉积)。
	UP:血浆蛋白经肾排出→UP上升。
	UA:肾血流量和GFR下降→UA上升。
	RF:肾功能受损→少尿、无尿→RF。

注：UP，尿蛋白；UA，尿素；RF，肾衰竭；GFR，肾小球滤过率。

2.1.2.3　内分泌及代谢

内分泌	ACE上升+MC上升+DOC上升:Na$^+$潴留,血浆胶体渗透压降低。
	注:水肿与HDP的病情及预后关系不大。
代谢	电解质同正常妊娠。
	子痫抽搐,致可LA及CO$_2$丢失(呼吸代偿性),可致HCO$_3^-$下降。

注：ACE，血管紧张素转化酶；MC，妊娠晚期盐皮质激素；DOC，去氧皮质酮；HDP，妊娠期高血压疾病；LA，乳酸性酸中毒。

2.1.2.4 子宫胎盘

子宫	子宫螺旋小动脉重铸不足(直径仅为正常孕妇螺旋小动脉直径的1/2),导致胎盘灌注下降。
胎盘	内皮受损+血管AAS:胎盘功能下降,胎儿窘迫,FGR。
	血管破裂:胎盘早剥、母儿死亡。

注:AAS,急性动脉粥样硬化。

2.1.3 子痫前期的治疗

2.1.3.1 子痫前期的降压治疗

目的	预防子痫、心脑血管意外、胎盘早剥等严重母胎并发症。
范畴	SBP≥160 mmHg(DBP≥110 mmHg):必须治疗。 SBP≥150 mmHg(DBP≥100 mmHg):建议治疗。
目标	无脏器损伤:SBP控制在130~155 mmHg,DBP控制在80~105 mmHg。 有脏器损伤:SBP控制在130~139 mmHg,DBP控制在80~89 mmHg。
原则	①常用:口服降压药;其次:静脉用药;②不用:利尿剂降压;③不推荐:哌唑嗪、阿替洛尔;④禁止:ACEI和ARB。
要求	降压力求平稳,不可波动过大;保障胎盘血流灌注,血压不可低于130/80 mmHg。
常用药物	拉贝洛尔(抗PLT凝集,促胎儿肺成熟)。 硝苯地平(解挛扩血管;降压迅速,不舌含服;与$MgSO_4$有协同作用,故不联用)。 硝酸甘油(同时扩张动静脉、降低前后负荷,用于HBP合并HF和ACS)。 硝普钠(强效扩血管,对胎儿有毒性,妊娠期不宜使用,仅用于其他药物无效的高危象)。 尼莫地平、尼卡地平、酚妥拉明、甲基多巴。

注:ACEI,血管紧张素转换酶抑制剂;ARB,血管紧张素Ⅱ受体拮抗剂;ACS,急性冠脉综合征。

2.1.3.2　子痫前期的解痉治疗

总则	除非 $MgSO_4$ 禁忌或效果不佳,否则不用地西泮或苯妥英钠治疗或预防子痫。
机制	①Mg^{2+}抑制 ACh 释放,使骨骼肌松弛;②Mg^{2+}刺激内皮细胞合成 PGI_2,扩张血管;③Mg^{2+}阻止 Ca^{2+}内流,解除内皮损伤;④Mg^{2+}提高 RBC 亲和力,改善氧代谢。
指征	①控制子痫抽搐及防止再抽搐;②预防重度子痫前期发展为子痫;③子痫前期临产前预防抽搐;④$MgSO_4$不作降压药使用。
方案	负荷剂量:$MgSO_4$ 4~6 g+25%GLU 20 mL,iv(15~20 min),或 $MgSO_4$ 4~6 g+5%GLU 100 mL,ivgtt(15~20 min)。维持剂量:$MgSO_4$ 1~2 g/h,ivgtt。睡前方案:25% $MgSO_4$ 20 mL+2%LIDO 2 mL,im(深部臀)。 注:$MgSO_4$ 24 h 总量<25 g,时限<5 d。 $MgSO_4$预防和治疗子痫的方案相同;分娩前、中、后均可用 $MgSO_4$,注意 $MgSO_4$浓度的稳定性。
注意事项	Mg^{2+}治疗浓度:1.8~3.0 mmol/L,Mg^{2+}中毒浓度:>3.5 mmol/L。 $MgSO_4$ 监测:①膝腱反射存在;②R≥16 次/分;③UV≥17 mL/h(400 mL/24 h);④备10%E578;⑤Mg^{2+}中毒时停用 $MgSO_4$,10%E578 10 mL,iv(缓慢)。

　　注:LIDO,利多卡因;E578,葡萄糖酸钙。

2.1.3.3　子痫前期的镇静治疗

总则	$MgSO_4$无效或有禁忌症时,可用镇静药物预防、控制子痫。
常用药物	地西泮:肌松、镇静、抗惊厥。2.5~5.0 mg,po,tid;10 mg,im 或 iv(>2 min),可预防子痫发作(注:1 h 用量>30 mg,可抑制呼吸,24 h 总量<100 mg)。
	冬眠药物合剂(PTD 100 mg、CPZ 50 mg、PTZ 50 mg):解痉降压,控制抽搐。1/2 或 1/3 量im,或加入 5%GLU 250 mL,ivgtt。 注:氯丙嗪可致 BP 下降(急剧),导致胎儿缺氧,且对肝脏有损害;仅用于 $MgSO_4$治疗不佳者。
	苯巴比妥:镇静、抗惊厥、控制抽搐。治疗子痫,0.1 g,im,预防子痫,30 mg,po,tid。可致胎儿呼吸抑制,分娩前6 h 慎用。

　　注:PTD,哌替啶;CPZ,氯丙嗪;PTZ,异丙嗪。

2.1.3.4 子痫前期的利尿治疗

总则	不主张常规应用利尿剂。
常用药物	呋塞米:用于 ANA、LE、BE、肾功能不全、AHF。 甘露醇:用于 BE(HF 或潜在 HF 时禁用)。 甘油果糖:用于肾功能损伤。
其他	严重 LA+腹水者:补充蛋白后再利尿。

注:ANA,全身性水肿;LA,低蛋白血症。

2.1.3.5 子痫前期的促胎肺成熟治疗

总则	孕周<35 周,1 周内分娩者:促胎肺成熟治疗。
方法	DEX:6 mg,im,q12 h,共 4 次。
	BET:12 mg,im,q24 h,共 2 次。
其他	用药后 2 周,孕周<34 周者:重复 1 疗程。

注:DEX,地塞米松;BET,倍他米松。

2.1.3.6 子痫前期的分娩处理

时机	GH、LPE:37 周终止妊娠。 SPE:①妊娠<24 周:治疗后病情不稳定者,终止妊娠;②妊娠 24~28 周:依具体情况而定(母儿情况+医院诊治能力);③妊娠 28~34 周:病情不稳定,治疗 24~48 h 无效,终止妊娠(促胎肺成熟后);若病情稳定,可期待治疗;④妊娠≥34 周:胎儿成熟,终止妊娠。
分娩方式	无剖宫产指征,原则上给予阴道试产。
	不能短时间阴道分娩,放宽剖宫产指征。
产后	BP≥150/100 mmHg:降压治疗。
	SPE 或 ECL:降压+ MgSO₄治疗。
	注意:产后子痫的防治。
注意事项	①注意自觉症状;②控制 BP≤160/110 mmHg;③监测胎心;④预防 PPH;⑤产时禁用麦角新碱。

注:GH,妊娠期高血压;LPE,轻度子痫前期;PPH,产后出血。

2.1.3.7　子痫前期的早发型重度子痫前期

概念	早发型:SPE 发生于妊娠 34 周之前者。
	晚发型:SPE 发生于妊娠 34 周及之后者。
原则	住院治疗,解痉、降压、促胎肺成熟,监测有无脏器损害,确定是否终止妊娠。
终止妊娠	①严重高 BP 症状;②ECL、LB、HELLP 综合征;③严重肾功能不全或 CD;④PA;⑤胎儿无法存活;⑥胎儿窘迫。

注:CD,凝血功能障碍;PA,胎盘早剥。

2.1.4　子痫

2.1.4.1　子痫概述

概述	ECL 是 PE 最严重时期;ECL 发作前临床症状可不断加重,也可无征兆发生。
	产前+产时 ECL:75%;产后 ECL:25%。
	抽搐是母、儿死亡的主要原因。
临床	前驱症状:短暂,表现为抽搐,面部充血,口吐白沫,深昏迷。
	典型全身高张性痉挛惊厥:深部肌肉僵硬,节奏性收缩和紧张,持续 1～1.5 min,其间无呼吸动作。
	恢复:抽搐停止,呼吸恢复(但仍昏迷),意识恢复(但易激惹、烦躁)。
诊断	ECL 抽搐发生在 PE 的基础。
	与癫痫、脑炎等相鉴别。

注:PE,子痫;ECL,子痫前期。

2.1.4.2　子痫治疗

一般处理	①保持气道通畅;②观察生命体征,监测尿量;③避免声、光刺激;④预防坠地伤、舌咬伤。
控制抽搐	$MgSO_4$:PE 治疗及预防的首选药。 $MgSO_4$ 禁忌或无效时,可使用镇静药物。 ECL 产后 $MgSO_4$ 继续治疗 24～48 h,住院观察≥4 d。

降低颅压	20%甘露醇250 mL，ivgtt(快速)。
控制血压	SBP≥160 mmHg(DBP≥110 mmHg)：积极降压。 脑血管意外是ECL死亡最常见的原因。
吸氧纠酸	吸氧：面罩和气囊；纠正酸中毒：4% NaHCO$_3$(根据CO$_2$CP及BUN)。
终止妊娠	控制抽搐后2 h终止妊娠；治疗效果较好的早发型PE，可适当延长孕周。

2.1.5 妊娠合并慢性高血压

概念	①妊娠20周前SBP≥140 mmHg(DBP≥90 mmHg)，妊娠期无明显加重；②妊娠20周后首次诊断高血压病持续到产后12周后。
病理	CHBP发生PA上升、FGR上升，且13%～40%可能发展为慢性高血压并发子痫前期。
评估、监测	①评估CHBP；②顽固性HBP、K$^+$<3.0 mmol/L、Cr>97.2 μmol/L或肾脏疾病家族史，转HBP专科门诊；③BP控制不佳者，加强监测；对有"白大衣高血压"者，动态监测后再降压；④若有FGR及时干预。
治疗	目标：预防HBP风险。
	原则：降压目标和药物选择同PE。若无并发症，维持38～39周。

注：CHBP，慢性高血压。

2.1.6 慢性高血压并发子痫前期

概念	①CHBP妊娠前无UP，妊娠20周后出现UP≥0.3g/24 h；②妊娠前有UP，妊娠后UP上升(明显)；③BP上升(进一步)；④PLT 100×10^9/L；⑤肝肾功能损害、LE、神经系统障碍(含视觉)。
评估监测	CHBP易并发PE，并发SPE则按照PE严格管理。
治疗	CHBP并发PE者，母儿情况稳定，可期待至37周。
	CHBP并发SPE者，按照SPE治疗。

2.1.7　临床实例示范

女，36岁，以"停经32周，抽搐后昏迷半小时"之主诉入院。既往月经规律，30 d前出现头晕、视物模糊等不适，未引起注意，未治疗；半小时前无诱因出现全身僵直，四肢抽搐，口吐白沫，持续约1 min，随后昏迷至今未醒。查体：T 37.3 ℃，R 18次/分，P 78次/分，BP 184/112 mmHg。昏迷，心率78次/分，律齐，双肺呼吸音加粗。腹膨隆，胎心165次/分，肝轻压痛，肾区轻扣痛。产检：外阴（−），阴道（−），宫颈未消，双侧附件未触及。查BRT：WBC 4.9×10⁹/L，RBC 3.7×10¹²/L，HB 78 g/L，HCT 0.33，PLT 94×10⁹/L。URT：UPRO 2.4g/24 h。LFTs：ALT86U/L，AST78U/L，BIL64μmol/L；RFTs：BUN7.2mmol/L，Cr189.4 μmol/L。SEL：Na⁺133 mmol/L，K⁺5.6 mmol/L，Ca²⁺1.61 mmol/L，Cl⁻ 94 mmol/L。CRT：PT 16 s，APTT 43 s，TT 19 s，FIB 5.2 g/L，DD 0.69 mg/L，FDP 6.7 mg/L。ABG：pH 7.31，PaCO₂30 mmHg，AB 21 mmol/L，SB 22 mmol/L，BE−2，AG 24 mmol/L。腹腔B超：胎盘Ⅰ⁺级，AFI16.5，BPD 8.2 cm，FL 5.6 cm。ECG：窦性心律。

问题1：停经32周抽搐昏迷，BP 184/112 mmHg，UPRO 2.4 g/24 h，ALT/AST异常，PLT下降。无脑炎、癫痫、精神病史。诊断：子痫。

问题2：清理呼吸道，气管插管，正压吸氧。

问题3：立即硫酸镁解痉、甘露醇降颅压、拉贝洛尔降压。

问题4：代谢性酸中毒，静脉滴注4%NaOH。

问题5：抽搐控制2 h，急诊剖宫产终止妊娠。

问题6：救治新生儿。

2.2 溶血、肝转氨酶升高和血小板减少（HELLP）综合征

2.2.1 概述

概念	PE并发溶血、ALT/AST上升、PLT下降，是PE严重的并发症。
病因	自身免疫机制相关；C_3 或 C_5 被激活，促使 Mφ、WBC、PLT合成细胞因子，使血管痉挛，内皮损伤，导致溶血，PLT下降，ALT/AST上升。
病理	同子痫前期。
影响	母体：LE、PA、PPH、DIC、RF、肝破裂。MODS和DIC是死亡的主要原因。
	胎儿：胎盘供血不足/功能减退；FGR、FD、早产。

2.2.2 诊断

临床	症状：右上腹疼痛、恶心、呕吐、全身不适。
	体征：右上腹肌紧张，体重骤增，水肿。
诊断	确诊依靠实验室检查。
	血管内溶血：RBC破碎或球形。
	BIL≥20.5 μmol/L，PHP<250 mg/L。
	ALT≥40 U/L，或AST≥70 U/L，LDH上升。
	PLT<100×10^9。
	注：LDH上升和PHP下降是诊断的敏感指标。
鉴别	AFLP、TTP、溶血性尿毒症综合征。

注：PHP，血清结合珠蛋白；AFLP，妊娠期急性脂肪肝；TTP，血栓性血小板减少性紫癜。

2.2.3 治疗

总则	在 SPE 治疗的基础上进行如下治疗。
DEX	PLT<50×10⁹/L:给予 GC 治疗(改善 PLT、LDH、肝功能,促使 UV 上升、BP 下降、胎肺成熟)。
	DEX:10 mg,ivgtt,q12 h,产后再用 3 次,防止 PLT 下降,肝功能恶化,少尿。
PLT	PLT<50×10⁹/L 且 PLT 迅速降低(存在 CD)时:备血及 PLT。
	PLT<20×10⁹/L(剖宫产或有出血)时:PLT(浓缩)、FFP。
	注:预防性 PLT 输注不能预防 PPH。
终止妊娠	立即终止妊娠:孕龄≥34 周或胎肺成熟、胎儿窘迫、先兆肝破裂及病情恶化者。
	DEX(48 h 促胎肺成熟)+终止妊娠:病情稳定、妊娠<34 周、胎肺不成熟及胎儿情况良好者。
分娩	HELLP 综合征不是剖宫产指征,分娩方式依产科因素决定。
麻醉	禁忌:阴部阻滞和硬膜外麻醉。
	平产:局麻;剖宫产:局麻或全麻。

注:UV,尿量;CD,凝血功能障碍;FFP,新鲜血浆。

2.2.4 临床实例示范

女,38 岁,以"停经 32^{+4} 周,乏力嗜睡伴黄疸 1 d"之主诉入院。既往月经规律,2 个月前发现血压增高,无不适,未治疗。1 d 前无诱因乏力嗜睡伴全身皮肤黄染。查体:T 36.4 ℃,R 19 次/分,P 82 次/分,BP 162/110 mmHg。全身皮肤黄染,贫血貌,心、肺(-),腹膨隆,胎心 148 次/分。产检:外阴(-)、阴道(-),宫颈未消,双侧卵巢未触及。查 BRT:WBC 12.4×10⁹/L,RBC 3.5×10¹²/L,HB 65 g/L,HCT 0.30,PLT 32×10⁹/L。LFTs:ALT 102 U/L,AST 123 U/L,TBIL 137 μmol/L;RFTs:BUN 9.42 mmol/L,Cr 218.4 μmol/L。SEL:Na⁺135 mmol/L,K⁺5.1 mmol/L,Ca²⁺2.07 mmol/L,Cl⁻ 106 mmol/L。CRT:PT17 s,APTT45 s,TT 21 s,FIB 5.6 g/L,DD 3.24 mg/L,FDP 8.89 mg/L。腹腔 B 超:胎盘 Ⅰ⁺级,AFI 20.4 cm,BPD 8.3 cm,FL 5.7 cm。ECG:窦性心律。

问题1：停经32⁺⁴周，嗜睡、乏力、皮肤黄染，血压BP 184/112 mmHg，UPRO 2.4 g/24 h，ALT/AST升高，TBIL升高，PLT下降。诊断：HELLP综合征。

问题2：吸氧、硫酸镁解痉、拉贝洛尔降压。

问题3：静脉滴注地塞米松稳定PLT，同时促胎肺成熟。

问题4：备血、备血小板、剖宫产终止妊娠（地塞米松治疗48 h后）。

问题5：麻醉：局麻（剖腹取胎）+全麻（胎儿娩出后）。

问题6：救治新生儿。

2.3　妊娠合并贫血

2.3.1　妊娠期合并贫血概述

概念	妊娠期贫血:外周血HB<110 g/L和HCT<0.33。
诊断	轻度ANE:HB 100～109 g/L;中度ANE:HB 70～99 g/L;重度ANE:HB 40～69 g/L;极重度ANE:<40 g/L。
病因	生理性ANE:妊娠期血容量增加,BP上升>RBC上升。
流行病学	ANE谱系中,IDA最常见,占比为95%。
母儿影响	ANE对分娩、手术、麻醉、失血、感染耐受性差,易致贫血性心脏病、失血性休克、产褥感染,也可致FGR、FD、早产、死胎。

注：ANE，贫血；IDA，缺铁性贫血；FGR，胎儿生成受限；FD，胎儿窘迫。

2.3.2　妊娠期合并贫血的临床对比

	IDA	MA	AA
病因	妊娠期对Fe^{2+}的需求增加,或Fe^{2+}摄入不足。	FC和维生素B_{12}缺乏致DNA合成障碍。	骨髓HSC数量减少和质的缺陷。
特征	小细胞低色素贫血。	大细胞正血红蛋白性贫血。	外周血全血细胞减少。

续表

	IDA	MA	AA
症状	轻症:无明显症状。重症:乏力、头晕、心悸、气短、腹胀、腹泻、皮肤干燥、指甲薄脆、口腔炎。	一般:乏力、头晕、心悸、气短。严重者:腹胀、腹泻、周围神经炎、手足麻木/针刺/冰冷、行走困难。	进行性贫血,反复感染。
血象	小细胞低色素贫血。 MCV<80 fl。 MCHC<32%。 Fe^{2+}<6.5 μmol /L。	大细胞贫血。 MCV>100 fl。 MCHC>32 pg。 FC 6.8 nmol/ L。 RBCFC<227 nmol/L。 维生素 B_{12}<74 pmol/L。	贫血呈正细胞型,全血减少。

注:MA,巨幼细胞贫血;AA,再生障碍性贫血;FC,叶酸;HSC,造血干细胞;MCV,红细胞平均体积;MCHC,红细胞平均血红蛋白浓度。

2.3.3 治疗

	IDA	MA	AA
治疗	①HB>70 g/L: $FeSO_4$、10%枸橼酸铁铵、多糖铁复合物口服;②中重度贫血或胃肠道反应严重:肌肉注射或静脉滴注右旋糖酐铁/山梨醇铁;③HB<70 g/L输血。	①口服叶酸,肌肉注射维生素 B_{12};②HB≤70 g/L 时,少量间断输注新鲜血或 RBC 悬液。	治疗性人工流产:妊娠早期人工流产(备血)。少量间断多次输血维持HB>60 g/L。有出血倾向时糖皮质激素治疗。预防感染。
分娩	①临产后备血(重度 ANE),预防 PPH;②加强监护,必要时输血。	①分娩时避免产程延长;②产褥期加强宫缩,预防出血。	①缩短第2产程,防止过度用力,必要时助产;②产后检查软产道,防止血肿形成;③产褥期加强宫缩,预防出血。
预防	产后预防感染。	产后预防感染。	产前+产后预防感染。

注:PPH,产后出血。

2.3.4 临床实例示范

女,29岁,以"停经37^{+2}周,头晕乏力1 d"之主诉入院。既往月经规律,1

个月前产检发现贫血，无不适，未治疗。1 d前无诱因头晕乏力。查体：T 36.9 ℃，R 20次/分，P 98次/分，BP 135/88 mmHg。贫血貌，心、肺（-），腹膨隆，胎心138次/分。产检：外阴（-）、阴道（-），宫颈未消，双侧卵巢未触及。查BRT：WBC 3.4×10^9/L，RBC 3.5×10^{12}/L，HB 64 g/L，HCT 0.29，PLT 95×10^9/L。LFTs（-）；RFTs（-）。SEI：Na^+129 mmol/L，K^+4.1mmol/L，Ca^{2+}2.37mmol/L，Cl^-93mmol/L。腹腔B超：胎盘Ⅱ级，AFI 18.7 cm，BPD 8.7 cm，FL 6.2 cm。ECG：窦性心律。

问题1：停经37^{+2}周，头晕乏力1 d，BRT三系减少。诊断：妊娠合并再生障碍性贫血。

问题2：间断吸氧。

问题3：少量、多次、间断输新鲜血，提升HB含量。

问题4：放宽剖宫产指征，产时备血。

问题5：预防性抗感染。

问题6：救治新生儿。

2.4 妊娠合并特发性血小板减少性紫癜（ITP）

2.4.1 概述

概念	自身免疫性PLT减少性疾病。
临床	皮肤/黏膜出血、月经过多、内脏出血、颅内出血。
分型	急性:儿童。
	慢性:成年女性，PLT表达PLT相关免疫球蛋白(PAIg)，在肝、脾被Mφ破坏，使PLT下降。
母儿影响	妊娠可使ITP复发或加重。
	PLT<50×10^9/L,平产可诱发颅内出血、PPH。
	自然流产和母婴死亡率升高。
	新生儿有发生颅内出血的危险。

2.4.2 诊断

症状	皮肤、黏膜出血和贫血。
	轻症:皮肤紫癜、瘀斑、鼻、牙龈出血。
	重症:消化道、生殖道、视网膜、颅内出血。
	脾脏轻度增大或不大。
辅检	血常规:PLT<100×10⁹/L。
	成熟型PLT下降。
	PLT抗体(+)。
其他	排除性诊断:AA、HELLP综合征、PLT下降(遗传性和药物性)。

2.4.3 治疗

妊娠期	终止妊娠:PLT下降,早孕需GC治疗者。
	PDN:40～100 mg/d(治疗量),10～20 mg(维持量);指征:PLT<50×10⁹/L并有出血者。
	丙球蛋白:400 mg/(kg·d),5～7 d一个疗程。
	脾切除:激素无效,有严重出血倾向,PLT<10×10⁹/L。时间:妊娠3～6个月。
	输新鲜血或PLT:PLT<10×10⁹/L,有出血倾向,或手术、分娩。
分娩期	平产:分娩时出血。
	剖宫产:手术创口大,增加出血的危险。
	注:平产可致颅内出血;放宽剖宫产指征,PLT<50×10⁹/L并有出血倾向;脾切除者。
	产前或手术前应用大剂量GC,备新鲜血或PLT,防止产道裂伤。
产后	产前用GC者,产后继续使用。
	预防感染。
	母乳喂养:视母儿病情而定。

注:GC,糖皮质激素;PDN,泼尼松。

2.4.4 临床实例示范

女，29岁，以"停经33⁺⁵周，四肢皮肤出血斑1 d"之主诉入院。既往月经规律，孕期顺利，无特殊不适。1 d前无诱因四肢皮肤出现散在出血斑。查体：T 37.1 ℃，R 20次/分，P 88次/分，BP 132/84 mmHg。全身皮肤黄染，面色苍白，心、肺（−），腹膨隆，胎心133次/分。产检：外阴（−）、阴道（−），宫颈未消，双侧卵巢未触及。查BRT：WBC $6.2×10^9$/L，RBC $4.1×10^{12}$/L，HB 86 g/L，HCT 0.32，PLT $48×10^9$/L。LFTs（−）；RFTs（−）。SEL：Na^+132 mmol/L，K^+4.7 mmol/L，Ca^{2+}2.28 mmol/L，Cl^- 96 mol/L。CRT：PT16 s，APTT43 s，TT19 s，FIB6.9 g/L，DD 2.18 mg/L，FDP 6.47 mg/L，PAIg（＋）。腹腔B超：胎盘Ⅱ级，AFI1 5.4 cm，BPD 8.5 cm，FL 6.0 cm。ECG：窦性心律。骨髓穿刺：PLT（成熟型）减少。

问题1：停经33⁺⁵周，四肢皮肤出血斑1 d，PLT $48×10^9$/L，PAIg（＋），骨髓穿刺：PLT（成熟型）减少。诊断：妊娠合并ITP。

问题2：吸氧，静脉滴注泼尼松、丙球蛋白。

问题3：静脉滴注地塞米松稳定PLT，同时促胎肺成熟。

问题4：少量、间断、多次输注新鲜血。

问题5：备血、备血小板、放宽剖宫产指征。

问题6：救治新生儿。

2.5 妊娠合并病毒性肝炎

2.5.1 概述

概念	HV引起的肝脏病变。
类型	HBV:DNA病毒；HAV(HCV、HDV、HEV)：RNA病毒。
病理生理	①妊娠期对低血糖耐受下降；②妊娠期血脂升高；③母体肝脏解毒胎儿代谢物；④妊娠早期营养相对不足；⑤分娩可加重病情。 注:妊娠生理不增加肝脏对HV的易感性。

续表

传播	①HAV 和 HEV:消化道传播;②HBV:垂直、产时和产后传播;③HCV:垂直传播;④HDV:缺陷病毒,需依赖 HBV 存在而感染宿主。

注:HV,肝炎病毒。

2.5.2　母儿影响

母体	妊娠早期:加重早孕反应。
	妊娠晚期:肝脏灭活 ALD 下降,子痫前期 IR 上升。
	病情严重时:影响凝血因子合成功能。
	晚孕+HEP 易发展为重症。
胎儿	AM 上升、PB 上升、FD 上升、DR 上升(新生儿)。
	肝功能异常时,围产儿 DR:4.6%。
	垂直传播。
	围产儿感染。

注:ALD,醛固酮;HEP,肝炎;AM,流产;PB,早产;DR,死亡率。

2.5.3　诊断

2.5.3.1　妊娠合并肝炎

临床	病史:VH 密切接触史、输血史、注射血制品史(半年内)。
	肝炎病毒感染潜伏期:甲肝2~7周、乙肝6~20周、丙肝2~26周、丁肝4~20周、戊肝2~8周。
	胃肠道症状,皮肤、巩膜黄染,尿色深黄。
	肝大,肝区有叩击痛。
实验室检查	病原学:HVAg(+)。
	肝功能:ALT/AST 上升(ALT 更敏感)。

实验室检查	总胆红素：TBIL 上升较 AST/ALT 更有价值（预后）。
	酶胆分离：TBIL 上升（持续）而 AST/ALT 下降,提示预后不良。
	PTA<40%：诊断重型肝炎（正常值为80%～100%）。PTA 判断病情和预后较 ALT/AST 和 TBIL 更有价值。
影像学检查	超声、MRI。
	可了解脾、肝、腹腔病变。

注：VH,病毒性肝炎；HVAg,肝炎病毒抗原；PTA,凝血酶原时间百分活度。

2.5.3.2　妊娠合并重症肝炎

| 考虑重型肝炎 | ①严重的消化道症状；②TBIL>171 μmol/L（10 mg/dL）,或黄疸加深（TBIL 每日升高 17.1 μmol/L）；③CD,PTA<40%；④肝体积变小,肝臭,AST/ALT 异常；⑤HE；⑥HRS。 |
| 诊断重型肝炎 | ①严重的消化道症状；②PTA<40%；③TBIL>17.1 μmol/L。 |

注：CD,凝血功能障碍；HE,肝性脑病；HRS,肝肾综合征。

2.5.3.3　乙肝血清标志物及临床意义

HBsAg	HBV 感染者,见于乙肝患者或无症状携带者。
HBsAb	HBV 既往感染者或疫苗接种者,对 HBV 有免疫力。
HBeAg	HBV 正在复制,传染性强（滴度与强度成正比）。
HBeAb	HBV 复制趋停,传染性减低。
HBeAb-IgM	HBV 正在复制,提示肝炎早期。
HBeAb-IgG	提示肝炎恢复期或慢性感染。

2.5.4 轻度肝炎的治疗

妊娠前	受孕时机:肝功能正常、血清 HBV DNA 低水平、肝脏无特殊改变。
	抗病毒:IFN 治疗 6 个月后妊娠;TFV/TBVD 需长时间治疗,可以延续至妊娠期。
妊娠期	轻症肝炎:治疗好转,继续妊娠。
	慢性活动性肝炎:治疗无效,终止妊娠。
	药物:GUR、PPC、SAMe、GSH、PMA。
	机制:减轻免疫损伤、协助有害物质代谢、改善肝脏循环。
分娩期	①非重型肝炎可平产,维生素 K$_1$ 分娩前注射,备新鲜血;②防止滞产;③缩短第二产程,助产;④防止产道损伤和胎盘残留。

注:IFN,干扰素;TFV/TBVD,替诺福韦/替比夫定;GUR,葡醛内酯;PPC,多烯磷脂酰胆碱;SAMe,腺苷蛋氨酸;GSH,还原型谷胱甘肽;PMA,门冬氨酸钾镁。

2.5.5 重型肝炎的治疗

2.5.5.1 保肝和肝性脑病

保肝	原则:防止肝细胞坏死,促进肝细胞再生、消退黄疸。
	GAG:(1~2 g)+ INS(6~12 U)+GLU(10%GLU 500 mL):ivgtt,qd, 2~3周/疗程。
	ALB: 10~20 g,ivgtt,1~2次/周。
	FBP: 200~400 mL,ivgtt, 2次/周。
	PMA :40 mL/d(10%GLU 500 mL),ivgtt,qd,1周/疗程。
肝性脑病	原则:去除诱因,控制血氨。
	PRO 摄入量:<0.5 g/(kg·d)。
	NEO 或 MNZ:po;AGM 600 mg(ARG 15~20 g)+5%GUL250 mL,ivgtt。
	补液量:<1500 mL/d。
	有脑水肿者,适当用甘露醇。

注:GAG,高血糖素;INS,胰岛素; ALB,白蛋白;FBP,新鲜血浆;PRO,蛋白质;NEO,新霉素;MNZ,甲硝唑;AGM,醋谷胺;ARG,600 mg 或精氨酸。

2.5.5.2　肝功能异常性疾病

肾衰竭	日补液量:500 mL+前一日尿量(严格液体入量)。
	FSM:60~80 mg,ivgtt;DA:20~80 mg,ivgtt。
	防止高血钾。
	避免应用对肾脏有损害的药物。
感染	胆道、腹腔、肺易感染,二线或三线抗生素。
	2周后需要经验性使用抗真菌药物。
其他	CD:输注FBP和冷沉淀。

注：FSM,呋塞米；DA,多巴胺。

2.5.5.3　分娩

稳定病情24 h后剖宫产为宜,必要时切除子宫。

2.5.6　临床实例示范

女,36岁,以"停经35^{+6}周,恶心、呕吐伴肝区疼痛1周"之主诉入院。既往月经规律,孕期顺利,定期产检,无特殊不适,1周前无诱因出现恶心、呕吐伴肝区疼痛。查体：T 36.4 ℃,R 20次/分,P 81次/分,BP 126/69 mmHg。皮肤、巩膜黄染,心、肺(−),腹膨隆,胎心148次/分,肝轻叩痛(+)。产检：外阴(−)、阴道(−)、宫颈未消、双侧附件未触及。查BRT：WBC 4.4×10^9/L,RBC 4.8×10^{12}/L,HB 82 g/L,HCT 0.31,PLT 167×10^9/L。LFTs：ALT 1026 U/L,AST 1208 U/L,TBIL 187 μmol/L,ALPR 166 U/L；RFTs(−)。SEL：Na$^+$129 mmol/L,K$^+$4.8 mmol/L,Ca^{2+}2.37 mmol/L,Cl$^-$ 100 mmol/L。CRT：PT17 s,APTT48 s,TT18 s,FIB 4.2 g/L,DD 1.27 mg/L,FDP 7.8 mg/L。HBsAg(+),HBeAg(+),PTA38%。腹部B超：肝脏缩小,肝结节性硬化,脾稍大,腹水约300 mL。产科B超：胎盘Ⅱ级,AFI14.5 cm,BPD 8.5 cm,FL 6.3 cm。ECG：窦性心律。

问题1：停经35^{+6}周，恶心、呕吐伴肝区疼痛1周，HBsAg（+），BP 184/112 mmHg，PTA 38%，TBIL187 μmol/L，B超：肝脏缩小，肝结节性硬化。诊断：妊娠合并重症肝炎。

问题2：静脉滴注高血糖素–胰岛素–葡萄糖、人血白蛋白、门冬氨酸钾镁保肝治疗。

问题3：口服新霉素，静脉滴注醋谷氨防治肝性脑病。

问题4：输注新鲜血浆改善凝血功能障碍。

问题5：严格限制液体入量，避免使用肝、肾毒性药物。

问题6：预防性抗感染治疗。

问题7：病情稳定24 h剖宫产终止妊娠，同时做好子宫切除准备。

问题8：救治新生儿。

2.6 妊娠合并肝内胆汁淤积症（ICP）

2.6.1 概述

概念	①妊娠中晚期特有并发症；②皮肤瘙痒，TBA上升；③影响围产儿。
病因	高E水平：妊娠晚期、多胎妊娠、OHSS病史、既往使用口服避孕药。
	遗传和环境因素：①ICP发生率与季节有关系，冬季高于夏季；②种族和地域差异性，智利、瑞典和我国长江流域发病率较高；③家族性聚集和复发性。
影响	母体：ICP伴发脂肪痢，脂溶性维生素K吸收减少。产后出血发病率增高。
	胎儿：①围产儿IR上升和DR上升；②FD、PB、羊水粪染；③突发胎儿死亡，新生儿颅内出血。
分度	轻度：TBA10～39 μmol/L、瘙痒。
	重度：TBA≥40 μmol/L，严重症状，伴任何一条：MP、HDP、复发性ICP、死胎史（ICP）、新生儿死亡史（ICP）。

注：FD，胎儿窘迫；PB，早产；MP，多胎妊娠。

2.6.2　诊断

临床	瘙痒:①持续性瘙痒,昼轻夜重;②手/脚掌、肢体、颜面部;③多于分娩后24～48 h缓解。
	黄疸:轻度黄疸(瘙痒2～4周出现,分娩后1～2周消退)。
	皮肤抓痕。
诊断	TBA≥10 μmol/L伴皮肤瘙痒。
	AST、ALT上升(轻至中度)。分娩后2～4周恢复。
	排除病毒感染(HV、EBV、CMV)。
	排除肝脏或胆囊病变。
鉴别	非胆汁淤积引起的瘙痒性疾病。 妊娠晚期与病毒性肝炎、胆石症、急性脂肪肝等。

2.6.3　治疗

目标	缓解症状、改善肝功能、降低TBA、延长孕周。
常规	休息差者给予镇静药物。
	每1～2周检查肝功能、TBA。
监测	监测胎儿:胎动、EFM(>32周每周NST),测定胎儿S/D。
降胆汁酸	熊去氧胆酸(一线用药):1 g,po,qd。
	S-腺苷蛋氨酸(二线用药):1 g,po,qd。
	每1～2周检测肝功能,检测生化指标。
辅助治疗	DEX促胎肺成熟。
	炉甘石液、抗组胺类等改善瘙痒症状。
	预防产后出血(维生素K)。

2.6.4 产科处理

指征	发病早、病程长的重度ICP,期待治疗不宜过久。
	TBA≥40 μmol/L提示围产儿预后不良。
时间	轻度ICP孕38～39周左右,重度ICP孕34～37周。
方式	轻度ICP:平产(无剖宫产指征、孕<40周)。
	重度ICP:剖宫产(有ICP病史,有ICP死胎死产病史,有阴道分娩禁忌症、FD)。

2.6.5 临床实例示范

女,37岁,以"停经36⁺⁶周,皮肤瘙痒1周"之主诉入院。既往月经规律,孕期顺利,定期产检,无特殊不适,1周前无诱因出现全身皮肤瘙痒,晚间加剧。查体:T 36.8 ℃,R 20次/分,P 88次/分,BP 148/92 mmHg。皮肤、巩膜轻度黄染,心、肺(−),腹膨隆,胎心133次/分,肝轻叩痛(+)。产检:外阴(−)、阴道(−)、宫颈未消、双侧附件未触及。查BRT:WBC 4.8×10^9/L,RBC 4.3×10^{12}/L,HB 105 g/L,HCT 0.36,PLT 248×10^9/L。LFTs:ALT 86 U/L,AST 108 U/L,TBIL 27 μmol/L,ALP 140 U/L,TBA 42 μmol/L,HBsAg(−)。RFTs(−)。SEL:Na$^+$133 mmol/L,K$^+$4.4 mmol/L,Ca^{2+}2.29 mmol/L,Cl$^-$ 102 mmol/L。CRT:PT13 s,APTT 38 s,TT 16 s,FIB 3.2 g/L,DD 0.18 mg/L,FDP 2.4 mg/L。URT:UPR(+)。腹部B超:肝脏(−)。产科B超:胎盘Ⅱ级,AFI 17.2 cm,BPD8.8 cm,FL 6.8 cm。ECG:窦性心律。

问题1:停经36⁺⁶周,皮肤瘙痒1周,TBA42 μmol/L、HBsAg(−)、CRT(−)。诊断:ICP(重度)。

问题2:地塞米松促胎肺成熟。

问题3:剖宫产终止妊娠。

问题4:救治新生儿。

2.7 妊娠期急性脂肪肝（AFLP）

2.7.1 概述

概念	妊娠期 ALF。
	特征:消化道症状、肝功能异常和 CD。
特点	起病急、病情重、进展快,危及母、儿生命。
病因	胎源性疾病:胎儿线粒体脂肪酸氧化异常。
	病毒、药物、遗传等:损害胎儿线粒体脂肪酸氧化导致。
	E 上升、A 上升、GH 上升:导致 FA 代谢障碍、游离 FA 堆积。
	注:初产妇、多胎妊娠、男胎发病风险增加。

注：ALF, 急性肝衰竭；CD, 凝血功能障碍；A, 肾上腺素；GH, 生长激素；FA, 脂肪酸。

2.7.2 诊断

临床表现	妊娠晚期持续性恶心、呕吐、上腹痛、进行性黄疸。
	累及多器官,低血糖、腹腔积液、CD、LF、LE、HE。
	胎儿窘迫甚至死胎。
辅检	低血糖、高血氨、AST/ALT 上升(中度)、AKP 及 BIL 上升(明显)、酶胆分离、凝血时间上升、WBC 上升、FIB 下降、PLT 下降,可伴肾功能异常。
	B 超:弥漫性肝实质回声增强;CT:肝密度降低,脂肪变性。
	肝穿刺活检:肝细胞脂肪变性。
诊断	症状+实验室检查结果。
	排除重型肝炎、药物性肝损伤。
	肝穿刺活检是诊断标准(但少用)。
鉴别	病毒性肝炎:HV(+);AST/ALT 更高。
	HELLP综合征:PE病史;无明显氮质血症。
	ICP:皮肤瘙痒,TBA 上升。

2.7.3 治疗

原则	一旦确诊,尽快终止妊娠。
产科处理	尽快终止妊娠是改善母儿预后的关键。
	平产:病情稳定、已临产、无胎儿窘迫者。
	剖宫产:短时间无法平产者。
对症治疗	稳定内环境,支持治疗。
	监测血糖:防止低血糖。
	纠正凝血功能:预防产后出血。
	预防感染:肝、肾毒性低的抗生素。
	防治 HE 和 RF:人工肝、血液透析。

2.7.4 临床实例示范

女,36 岁,以"停经 33^{+6} 周,恶心、呕吐伴上腹痛 1 d"之主诉入院。既往月经规律,孕期顺利,定期产检,无特殊不适,1 d 前无诱因出现恶心、呕吐伴上腹部疼痛。查体:T 37 ℃,R 19 次/分,P 90 次/分,BP 132/74 mmHg。皮肤、巩膜黄染,心、肺(-),腹膨隆,胎心 152 次/分,肝轻叩痛(+)。产检:外阴(-)、阴道(-)、宫颈未消、双侧附件未触及。查 BRT:WBC 8.2×10^9/L,RBC 5.1×10^{12}/L,HB 100 g/L,HCT 0.34,PLT 88×10^9/L。LFTs:ALT 426 U/L,AST 408 U/L,TBIL 287 μmol/L,ALP 366 U/L,TBA 2 μmol/L。RFTs(-)。SEL:Na$^+$140 mmol/L,K$^+$4.6 mmol/L,Ca^{2+}2.31 mmol/L,Cl$^-$ 98 mmol/L。CRT:PT 18 s,APTT 51 s,TT 21 s,FIB 7.1 g/L,DD 8.27 mg/L,FDP 8.8 mg/L。HBsAg(-)。腹部 B 超:弥漫性肝实质回声增强。CT 脂肪肝。产科 B 超:胎盘Ⅱ级,AFI 12.5 cm,BPD 8.5 cm,FL 6.4 cm。ECG:窦性心律。

问题 1:停经 33^{+6} 周,恶心、呕吐伴上腹痛 1 d,CRT 异常,CT 脂肪肝,TBIL 和 ALP 显著增高;HBsAg(-);TBA 2 μmol/L。诊断:AFLP。

问题 2:备血、剖宫产终止妊娠。

问题 3:预防感染治疗。

问题4：补充能量蛋白质，维持内环境稳定。

问题5：救治新生儿。

2.8　心脏病（HD）

2.8.1　妊娠心血管生理特征

妊娠期	总血容量、心排血量逐渐增加,妊娠32～34周达到高峰。心率逐渐增加,至妊娠晚期平均增加10～15次/分。
分娩期	分娩期为心脏负担最重的时期。 宫缩:250～500 mL血液进入体循环,排血量增加24%,BP上升、脉压增宽、CVP上升。 第二产程:CHD因肺循环压力升高→左向右分流转为右向左分流→发绀。 胎儿胎盘娩出→子宫体积骤减→回心血量增加。 腹腔压力骤减→血液向内脏回流→血流动力学剧变。
产褥期	除子宫收缩使一部分血液进入体循环外,妊娠期组织间潴留的液体也开始回到体循环。
总括	妊娠32～34周、分娩期(第一产程末、第二产程)、产后3 d是心脏负担最重的时期,极易发生HF。

2.8.2　妊娠心脏病分类

结构异常性HD	先天性心脏病(CHD)	分流:左→右(ASD、VSD、PDA)。
		分流:右→左(TOF、ESS)。
		分流:无(CPVS、CCA、MAS)。
	风湿性心脏病(RHD)	MS、MR、TS、TR。
功能异常性HD	心肌炎	
妊娠特有HD	妊娠期高血压性心脏病	
	围产期心肌病	

2.8.3 心功能分级

主观 测评	Ⅰ级:不受限制。
	Ⅱ级:轻度受限;休息时无症状;活动后心悸、轻度气短。
	Ⅲ级:明显受限;休息时无不适;轻微日常工作即感不适、心悸、呼吸困难(或有HF病史)。
	Ⅳ级:严重受限,不能进行任何体力活动;休息时有心悸、呼吸困难等HF表现。
	注:"受限"指一般体力活动。
客观 检查	A级:无心血管疾病。
	B级:轻度心血管病。
	C级:中度心血管病。
	D级:重度心血管病。

2.8.4 常见并发症

心力 衰竭	时间:①妊娠32~34周;②分娩期;③产褥早期。
	急性左心力衰竭:表现为急性肺水肿,BP下降、脉搏细弱、神志模糊、昏迷、休克、窒息、死亡。
	临床:①轻微活动→胸闷、心悸、气短;②休息时→HR>110次/分,R>20次/分;③胸闷(夜间):起坐呼吸,或到窗口呼吸新鲜空气;④肺底湿啰音,咳嗽后不消失。
心内 膜炎	①微生物(细菌、真菌和病毒)感染致心瓣膜炎或心内膜炎;②发热、心脏杂音、栓塞可诱发HF。
缺氧	发绀型CHD:外周血管阻力降低,使发绀加重。 非发绀型CHD:PHD及分娩失血→左至右分流变为右至左分流→缺氧和发绀(暂时性)。
栓塞	血液高凝→血栓(深静脉)→肺栓塞→死亡。 注:多发于心脏病伴VP上升及静脉淤滞者。
心律 失常	心律失常→血流动力学改变→BP下降→心源性休克→猝死。 注:多发于原有心脏病。

2.8.5　治疗

2.8.5.1　妊娠期治疗

一般处理	是否继续妊娠:早孕给予治疗性人工流产,中孕视情况而定。
	加强孕期保健:①产检频率;②产检内容;③胎儿监测。
	防治HF:①充分休息、避免过劳、平复情绪;②控制饮食,孕期增重≤12 kg;③防治贫血,及时补铁;④控制NaCl摄入≤5 g/d。
	防治HF诱因:上呼吸道感染、心律失常、HDP。
	动态监测心脏功能:ECG、AECG。
心力衰竭治疗	急性左心力衰竭抢救同非妊娠者,但不主张预防性用药,不主张饱和量用药。
	注意毒性反应(药物在孕妇中浓度偏低;孕妇对洋地黄耐药性差)。
	原则:先控制HF,再行产科处理。
	严重HF:控制HF的同时剖宫产。
终止妊娠	低风险+Ⅰ级→可妊娠至37～42周。
	高风险+Ⅰ级→可妊娠至32～36周。
	妊娠禁忌,尽快终止妊娠。

2.8.5.2　分娩期处理

阴道分娩	总则:心脏病妊娠风险低且心功能Ⅰ级者通常可以耐受阴道分娩。避免产程过长,有条件者可以分娩镇痛,减轻疼痛对血流动力学的影响。
	第1产程:①平复情绪;②地西泮或哌替啶治疗(无分娩镇痛者);③确诊HF,给予半卧位、吸氧、乙酰毛花苷治疗;④产程开始即抗生素预防感染。
	第2产程:避免用力屏气,行阴道助产。
	第3产程:①腹部压沙袋,防止HF;②ivgttOT防止PPH;③禁用麦角新碱。

续表

剖宫产	原则:放宽剖宫产指征。 心功能Ⅲ～Ⅳ级者:剖宫产。 但心功能Ⅱ级者(HD妊娠风险分级高):择期剖宫产。 结构性心脏病者:手术前预防性抗生素治疗1～2 d。 胎儿娩出后腹部压沙袋预防HF。 不宜妊娠者,行输卵管结扎术。 手术后静脉滴注OT预防PPH。 手术后限制体液入量和输液速度,继续预防感染治疗5～10 d。 手术后镇痛减轻应激反应。

注:HD,心脏病;HF,心力衰竭;PPH,产后出血。

2.8.5.3 产褥期处理

概述	产后3 d内,尤其是产后24 h是HF的危险期。
	PPH、感染和血栓栓塞易诱发HF。
哺乳	心脏功能Ⅰ级者:哺乳。
	HD产妇病情严重者(心功能Ⅰ级):禁止哺乳。
	服用华法林者:禁止哺乳。
节育	不宜再妊娠平产者:绝育手术(产后1周)。

2.8.6 临床实例示范

女,30岁,以"停经33^{+6}周,心悸伴呼吸困难1 d"之主诉入院。既往月经规律,孕期顺利,定期产检,无特殊不适,1 d前无诱因出现心悸伴呼吸困难。既往无心脏病史。查体:T 36.8 ℃,R 22次/分,P 112次/分,BP 88/56 mmHg。痛苦病容,心率112次/分,律齐,双肺底闻及持续性湿啰音,咳嗽后不消失。腹膨隆,胎心165次/分。产检:外阴(－)、阴道(－)、宫颈未消、双侧附件未触及。查BRT:WBC 4.4×10^9/L,RBC 4.8×10^{12}/L,HB 102 g/L,HCT 0.37,PLT 295×10^9/L。URT:UPRO(－)。LFTs(－),RFTs(－),CRT(－)。SEL:Na$^+$143 mmol/L,K$^+$4.5 mmol/L,Ca^{2+}2.28 mmol/L,Cl$^-$ 99 mmol/L。腹部B超,肝、脾、肾无异常。产科B超:胎盘Ⅱ级,AFI15 cm,BPD 8.6 cm,FL6.6 cm。ECG:窦性过速,左

室肥大，ST段降低。超声心动图：心腔扩大，射血减少。X射线胸片：心脏增大，肺淤血。

问题1：停经33⁺⁶周，心悸伴呼吸困难1 d，既往无心脏病史，心功能Ⅲ级，心力衰竭症状明显，BP下降，UPRO（−）、PLT 295×10⁹/L、LFTs（−）。诊断：妊娠合并心脏病、心功能Ⅲ级、心力衰竭。

问题2：洋地黄控制心力衰竭。

问题3：心力衰竭控制后剖宫产终止妊娠。

问题4：手术前即开始预防性抗生素治疗。

问题5：手术后腹部压砂带防止腹压骤降。

问题6：手术后缩宫素促子宫复旧。

问题7：手术后限制液体入量。

问题8：手术后继续预防性抗生素治疗。

问题9：手术后禁止母乳喂养。

2.9　糖尿病（DM）

2.9.1　GDM对母儿的影响

概念	PGDM	先有DM后妊娠。
	GDM	先妊娠后有DM。
母体	流产	IR：15%～30%(高血糖致胚胎死亡)。DM血糖控制正常后再妊娠。
	HDP	IR较非DM孕妇高2～4倍。GDM并发HBP,病情难以控制,母儿风险增高。
	感染	感染是DM的主要并发症。
	羊水过多	IR较非GDM多10倍。
	巨大儿	IR上升(明显)。
	DM酮症酸中毒	胎儿畸形、胎儿窘迫、死胎。
	复发	GDM复发率:33%～69%。17%～63%将发展为2型DM。

续表

胎儿	巨大儿	IR:25%～42%(高血糖致胎儿过度发育)。
	FGR	IR:21%。DM致微血管病变,影响胎盘血运,进而抑制胚胎发育作用。
	流产早产	流产(胚胎死亡)、早产(羊水过多、HDP、FD)。
	胎儿畸形	高血糖(早孕)致畸率是正常7～10倍。主要影响心血管和神经系统。

2.9.2 诊断

临床表现	多饮、多食、多尿;羊水过多、巨大胎儿。
孕前糖尿病	妊娠前确诊为DM。
	DM高危因素:肥胖、PCOS、一级亲属患2型DM、GDM史、大于胎龄儿分娩史。
	首次产检排除PGDM,诊断标准:①FPG≥7.0 mmol/L(126 mg/dL);②PBG 2 h(75 g OGTT)≥11.1 mmol/L(200 mg/dL);③高血糖症状或高血糖危象,同时RBS≥11.1 mmol/L(200 mg/dL);④HbA1c≥6.5%。
妊娠期糖尿病	75 g OGTT(妊娠24～28周及28周以后):未被诊断为PGDM或GDM者。
	75 g OGTT的诊断标准:①FBG≥5.1 mmol/L、PBG 1 h ≥10 mmol/L、PBG 2 h ≥8.5 mmol/L;②RBS≥FBG和PBG上述值即诊断为GDM。
	GDM的高危因素:①孕妇因素(年龄≥35岁、妊娠前超重或肥胖、糖耐量异常史、PCOS);②家族史(DM家族史);③妊娠分娩史(不明原因的死胎、死产、流产史、巨大儿分娩史、胎儿畸形和羊水过多史、GDM史);④本次妊娠因素(妊娠期发现胎儿大于孕周、羊水过多、反复外阴阴道假丝酵母菌病)。

注:FBG,空腹血糖;HbA1c,糖化血红蛋白;RBS,任意血糖;PBG,餐后血糖。

2.9.3 GDM 的处理

2.9.3.1 DM患者可否妊娠的指标

定位	确定DM的严重程度。
不宜妊娠	未治疗的D、F、R级DM:不宜妊娠。
妊娠	器质性病变较轻、血糖控制良好者:可妊娠。
治疗	控制血糖在允许值内(受孕前、妊娠期及分娩期)。

2.9.3.2　DM孕妇的管理

目标	GDM：PPBG≤5.3 mmol/L、PBG 2 h≤6.7 mmol/L、NBG≥3.3 mmol/L；HbA1c<5.5%（妊娠期）。
	PGDM：PPBG、NBG、FBG控制在3.3～5.6 mmol/L，PBG：5.6～7.1 mmol/L；HbA1c<6.0%。
方法	饮食控制目标：保证营养的需要，避免餐后高血糖或饥饿性酮症，确保胎儿的正常生长发育。
	运动疗法：餐后30 min中等强度运动。
	口服降糖药：二甲双胍。
	联合应用：三餐前注射超短效（短效）胰岛素，睡前注射长效胰岛素。

注：PPBG，餐前血糖值；NBG，夜间血糖。

2.9.3.3　GDM酮症酸中毒的处理

BG>16.6 mmol/L	首选INS 0.2～0.4 U/kg，iv；然后INS+0.9%NS，ivgtt（持续）；剂量：0.1 U/（kg·h）或4～6 U/h。
BG>13.9 mmol/L	将0.9% NaCl改为5%GLU或GLU+NaCl，每2～4 g GLU加入1 U INS，直至BG<11.1 mmol/L，UK（－）。
疗效要求	INS治疗开始，要求每小时BG下降：3.9～5.6 mmol/L或治疗前30%BG。
补液原则	先快后慢，先盐后糖，保持出入量平衡。

注：BG，血糖；INS，胰岛素。

2.9.3.4　DM孕期母儿监护

DM	血糖	1次/周；0～10周。
		1次/2周；11～32周。
		1次/周；32～42周。
	肾功能、糖化血红蛋白、眼底	1次/1～2月。
GDM	血糖	定期。
	胎儿发育	

2.9.3.5 GDM 分娩

分娩 时机	无 INS 治疗的 GDM,无母、儿并发症,可妊娠至预产期。
	INS 治疗的 GDM 和 PGDM 者,血糖控制良好,无母、儿并发症,可妊娠至 39 周。
	血糖控制不满意,有母、儿并发症者,根据病情决定妊娠期限。
	DM 伴微血管病变或既往有不良产史者,终止妊娠个体化。
分娩 方式	平产:DM 不是剖宫产指征,但平产需制订分娩计划。 注意:平产需避免产程过长。
	剖宫产:DM 伴微血管病变、巨大儿、胎盘功能不良、胎位异常。
	放宽剖宫产:BG 控制不良,胎儿偏大、FD 史者。

2.9.3.6 分娩期处理

一般	①休息、镇静,适当饮食;②监测 BG、UG 及 UK;③及时调整 INS 用量;④加强胎儿监护。
阴道 分娩	①临产时可有 BG 波动(情绪和疼痛);②产程中停用 INS(DM 饮食);③PGDM:0.9%NaCl+INS,ivgtt。
剖宫产	①手术日 INS 改 ih 为 ivgtt,检测 BG 和 UK;②剂量:3～4g GLU+1U INS;③输液要求:2～3 U INS/h,ivgtt;④控制 BG:6.7～10.0 mmol/L,直至饮食恢复。
产后	①大部分 GDM 在产后无需 INS 治疗;②INS 用量应减至分娩前 1/3～1/2;③产后 6～12 周行 OGTT 异常者为产前漏诊的 DM 患者。
新生儿	①监测脐血 BG;②GDM 新生儿均视为高危新生儿;③防护新生儿 LBG(应开奶和 GLU 定期滴服)。

注:LBG,低血糖。

2.9.4 临床实例示范

女,37 岁,以"停经 37^{+4}周,血糖增高 1 个月,乏力、嗜睡、心慌 1 d"之主诉入院。既往月经规律,1 个月前发现血糖大于 10 mmol/L,无特殊不适,未治疗。1 d 前无诱因出现乏力嗜睡、心悸。既往无糖尿病史。查体:T 36.8 ℃,R 22

次/分，P 118次/分，BP 85/54 mmHg。呼吸带酮味，心率118次/分，律齐，双肺呼吸音增粗变快。腹膨隆，胎心160次/分。产检：外阴（-）、阴道（-）、宫颈未消、双侧附件未触及。查BRT：WBC $6.9×10^9$/L，RBC $5.1×10^{12}$/L，HB 122 g/L，HCT 0.36，PLT $125×10^9$/L。URT：UPRO（+），UK（+），UG（+），细胞和蛋白管型。BG：20.4 mmol/L，BK：3.2 mmol/L。ABG：pH7.30，AB 14 mmol/L，SB 18 mmol/L，BE-2，AG 20 mmol/L，CO_2CP 18 mmol/L。SEL：Na^+132 mmol/L，K^+5.6 mmol/L，Ca^{2+}2.14 mmol/L，Cl^- 96 mmol/L。产科B超：胎盘Ⅱ级，AFI15 cm，BPD 8.8 cm，FL7 cm。ECG：窦性过速。

问题1：停经37^{+4}周，血糖增高1个月，乏力、嗜睡、心慌1 d，BG 20.4 mmol/L、BK 3.2 mmol/L；AB 14 mmol/L。诊断：妊娠合并糖尿病酮症酸中毒。

问题2：胰岛素0.3 U/kg静脉注射。0.9%NaCl+胰岛素0.1 U/(kg·h)静脉滴注。

问题3：0.9%NaCl+胰岛素0.1 U/(kg·h)静脉滴注。

问题4：5%GLU+胰岛素0.1 U/(kg·h)静脉滴注（BG<13.9 mmol/L）。

问题5：先快后慢，先盐后糖；见尿补钾；注意出入量平衡。

问题6：BG稳定后剖宫产终止妊娠。

问题7：防治新生儿低血糖。

2.10　妊娠合并甲状腺疾病

2.10.1　概述

	甲状腺功能亢进	甲状腺功能减低
概念	甲状腺T_3和T_4过多，引起神经、循环、消化、代谢亢进的内分泌疾病。	T_3和T_4减少，或组织作用减弱，导致全身代谢减低的内分泌疾病，分为临床甲状腺功能减低和亚临床甲状腺功能减低。
母儿影响	妊娠期T_4上升、T_3上升，诱发甲状腺功危象（分娩、手术、感染、停药不当）、AM、PB、FGR及胎儿甲状腺功能减退和甲状腺肿。	PE、PA、HF、流产、死产、畸形、FGR、智力发育发生率增加。

续表

	甲状腺功能亢进	甲状腺功能减低
症状	代谢亢进、易激动、怕热多汗、脉搏快、脉压>50 mmHg等。	全身疲乏、记忆力减退、声音嘶哑、便秘、言语徐缓、表情呆滞。
体征	皮温升高、突眼、手震颤、心律不齐、心界扩大、TSH下降、T_3上升、T_4上升。	头发稀疏、体温下降、心脏扩大、心动过缓。
诊断	症状、高代谢率、甲状腺对称性弥漫性肿大、突眼。实验室检查。	临床甲状腺功能减低:TSH上升,FT_4下降。亚临床甲状腺功能减低:TSH上升,FT_4正常。单纯低T_4血症:TSH正常,仅FT_4下降。

注：AM, 流产；PB, 早产；PE, 子痫前期；PA, 胎盘早剥。

2.10.2 甲状腺危象

概念	甲状腺功能亢进症状急骤加重和恶化。
症状	焦虑、烦躁、大汗、恶心、呕吐、腹泻、虚脱、休克、T>39 ℃、P>140次/分、脉压增大。
体征	房颤、房扑、HF、LE、WBC上升、FT_3上升、FT_4上升。
诱因	手术、分娩、感染各种应激。
结果	死亡率极高,必须紧急处理。

2.10.3 甲状腺功能亢进临床处理

孕前管理	[131]I对胎儿有影响。甲状腺功能亢进治疗时间≥6个月方可妊娠。甲状腺功能亢进备孕前使甲状腺功能稳定。
临床处理	原则:控制甲状腺功能亢进,确保胎儿正常。 首选:丙硫氧嘧啶、甲巯咪唑。 甲状腺部分切除术(妊娠中期):不能控制者或甲状腺功能亢进药物过敏者。 注:妊娠期禁止[131]I行诊断和治疗。
产科处理	①妊娠期:产科和内分泌科共同治疗;②分娩期:原则上平产;③新生儿:有无甲状腺功能亢进或甲状腺功能减低;④产后哺乳:甲巯咪唑。

2.10.4 甲状腺功能减低临床处理

孕前管理	调整 $L \sim T_4$ 剂量,使 TSH<2.5 mIU /L。
临床处理	临床甲状腺功能减低:①妊娠<28周每4周检测1次;②妊娠28~32周,至少检测1次;③调整 $L-T_4$ 用量,使 TSH 于妊娠早期、中期、晚期分别控制在 0.1~2.5/ 0.2~3.0/0.3~3.0 mIU/L。
	亚临床甲状腺功能减低:①合并 TOPAb(+):TSH>10 mIU/L 合并 TOPAb(−),推荐使用 $L-T_4$;②对单纯低 T_4 血症者:不推荐 $L-T_4$ 治疗。
	分娩后:$L-T_4$ 使用孕前剂量;产后6周:再次检测甲状腺功能。
产科处理	监测胎儿、鼓励平产;主要预防产后出血和产后感染。
产后处理	新生儿甲状腺功能减低:T_4 下降、TSH 上升。 注:新生儿甲状腺功能减低治疗一般需要维持2~3年。

2.10.5 临床实例示范

女,37岁,以"停经28⁺⁶周,高热心慌1 d"之主诉入院。既往月经规律,定期产检,孕期顺利。1 d前无诱因出现高热、心慌。既往无甲状腺病史。查体:T 38.8 ℃,R 20次/分,P 116次/分,BP 130/64 mmHg。皮肤潮红,心率116次/分,律齐,双肺呼吸音增粗。腹膨隆,胎心160次/分。产检:外阴(−)、阴道(−)、宫颈未消、双侧附件未触及。查BRT:WBC 9.9×10⁹/L,RBC 4.1×10¹²/L,HB 102 g/L,HCT 0.33,PLT 328×10⁹/L。甲功:THS 0.05 mU/L,TT₃4.8 nmol/L,TT₄201 nmol/L。产科B超:胎盘Ⅰ级,AFI 12.8 cm,BPD 7 cm,FL 5.2 cm。ECG:窦性过速。

问题1:停经28⁺⁶周,高热、心慌1 d,THS 0.05 mU/L、TT₃4.8 nmol/L、TT₄201 nmol/L。诊断:妊娠合并甲状腺功能亢进。

问题2:丙硫氧嘧啶或甲巯咪唑治疗口服治疗。

问题3:药物控制不佳者,行甲状腺部分切除术。

问题4:防治新生儿甲状腺功能亢进或甲状腺功能减低。

2.11 妊娠合并急性阑尾炎

2.11.1 概述

概念	妊娠期最常见的急腹症。
流行病学	①IR:1/2000～1/1000,常见于妊娠前6月;②穿孔率为非孕期的1.5～3.5倍;③单纯阑尾炎胎儿死亡率为1.5%～4%;④阑尾穿孔致弥漫性腹膜炎胎儿死亡率为21%～35%。
特征	阑尾位置随子宫占位性变化而向后、向上、向外变迁。
影响	母体:①妊娠期阑尾更易穿孔;②妊娠期症状不典型;③妊娠期炎症不易被其局限;④妊娠期炎症易扩散;⑤妊娠期急腹症不明显,容易漏诊而贻误治疗时机。
	胎儿:缺氧、流产、PB、围产儿DR上升。

注:PB,早产;DR,死亡率。

2.11.2 诊断

诊断	妊娠早期:转移性腹痛(80%),右下腹压痛。
	妊娠中晚期:常无明显转移痛,腹痛不明显,位于右腰部(阑尾在子宫后面)。
	炎症严重时,发热、HR上升;伴消化道症状。WBC>15×10⁹/L,Neut上升有诊断意义。
	彩色超声:肿大的阑尾或脓肿。
鉴别	妊娠早期:OCT、RTP。
	妊娠中期:OCT、肾盂肾炎、输卵管结石、胆囊炎。
	晚期妊娠:PA、AFLP、FRD。
其他	产褥感染与产褥期阑尾炎的鉴别。

注:OCT,卵巢囊肿蒂扭转;RTP,输卵管妊娠破裂;PA,胎盘早剥;AFLP,妊娠期急性脂肪肝;FRD,子宫肌瘤红色变。

2.11.3 治疗

麻醉	硬膜外麻醉或硬膜外联合阻滞麻醉。
手术方式	手术方式:开腹手术。
	①妊娠早期:麦氏点切口或下腹正中切口;②妊娠中晚期:切口取压痛最明显处;③手术技巧:手术时手术床左倾30°,使子宫左移,易暴露阑尾。 注意:手术中预防仰卧位综合征。
	阑尾切除+剖宫产:下腹正中切口。
	腹腔引流管:阑尾穿孔,盲肠壁水肿,腹膜炎严重而局限。
治疗方式	阑尾切除术(胎儿未成熟)。
	先剖宫产后阑尾切除术:①阑尾暴露困难;②阑尾穿孔+弥漫性腹膜炎;③胎儿成熟。
手术后处理	手术后继续妊娠者:联合抗感染:MNZ+PG(CP)。宫缩抑制剂:手术后3~4 d。
	阑尾炎+剖宫产:积极抗炎治疗。

注:MNZ,甲硝唑;PG,青霉素;CP,头孢菌素。

2.11.4 感染性休克

详见"3.3.8章节"。

2.11.5 临床实例示范

女,27岁,以"停经24^{+4}周,恶心、呕吐伴右腰部疼痛半天"之主诉入院。既往月经规律,定期产检,孕期无不适。半天前无诱因出现恶心、呕吐症状伴右腰部持续性疼痛,无异常食物接触史。查体:T39.2 ℃,R21次/分,P108次/分,BP 135/74 mmHg。皮肤潮红,心率108次/分,律齐,双肺呼吸音增大增粗。腹膨隆,胎心156次/分,肝、肾区无叩痛,右腰部压痛(+)。各种反射存在。产检:外阴(−)、阴道(−)、宫颈未消、双侧附件未触及。查BRT:WBC 16.9×10^9/L,Neut 95%,RBC 4.3×10^{12}/L,HB 116 g/L,HCT 0.43,PLT 212×10^9/L,CRP 12.4 mg/L。腹部B超:阑尾脓肿。产科B超:胎盘Ⅰ级,AFI 13.4 cm,BPD 6 cm,FL 4.2 cm。ECG:窦性过速。

问题1：停经24^{+4}周，恶心、呕吐伴右腰部疼痛半天，右腰部压痛，T 39.2 ℃，P 108 次/分，WBC 16.9×10^9/L，Neut 95%，腹部B超：阑尾脓肿。诊断：妊娠合并阑尾炎。

问题2：硬外麻下阑尾切除术。

问题3：预防性抗生素治疗。

问题4：抑制宫缩治疗。

2.12　妊娠合并急性胰腺炎

2.12.1　概述

概念	妊娠期较为常见的外科急腹症。
流行病学	①IR:1/10 000～1/1 000；②多见于妊娠晚期；③病因:脂代谢异常、胆道疾病；④特点:发病急、并发症多、病死率高。
分类	严重程度:轻症胰腺炎;重症胰腺炎。
	病理变化:急性水肿性胰腺炎;出血坏死性胰腺炎。
影响	胎儿缺氧、FD、FGR、AM、PB。

注：FD，死胎；AM，流产；PB，早产。

2.12.2　临床表现

诱因	高脂饮食、饱餐。
症状	轻症:腹痛(右上腹放射至腰背部),可伴恶心、呕吐、腹胀等。
	重症:水电解质紊乱、休克症状、呼吸急促、胃肠道出血、少尿。
	注:子宫遮挡,胰腺位置深,症状不典型。
体征	腹胀与腹痛同时存在。
	轻者:压痛。
	重者:急腹症、移动性浊音(+)、腹腔间隔室综合征。
	Grey-Turner征和Cullen征。

2.12.3　诊断

临床	症状+体征。
辅检	SAMY:发病数小时内升高,24 h 达高峰,48 h 开始下降,4～5 d 恢复正常。
	UAMY:发病 24 h 升高,48 h 达高峰,1～2 周恢复正常。
	注:SAMY 正常(胰腺广泛坏死,AMY 正常),腹腔 AMY 正常,方可排除急性胰腺炎。
	B 超:胰腺弥漫性增大;强大粗回声提示出血坏死;无声区提示胰腺周围渗液。
	增强 CT:胰腺渗出、坏死或脓肿。
鉴别	妊娠早期:HG。妊娠晚期:PA。
	其他:胃肠炎、肠梗阻、胆囊炎、阑尾炎。

注：SAMY，血淀粉酶；UAMY，尿淀粉酶；HG，妊娠剧吐；PA，胎盘早剥。

2.12.4　治疗

原则	重症胰腺炎,应争取在 48～72 h 内尽快手术。
保守治疗	禁食、禁水,持续胃肠减压。
	PN、抗休克、维持水电解质平衡。
	抑制胰酶分泌:SS、PPI、H$_2$RA。
	镇痛:PTD+ATR。禁用吗啡(可致 Oddi 括约肌痉挛)。
	抗炎治疗:广谱抗生素;药敏+培养。
手术治疗	①胆源性胰腺炎+壶腹部嵌顿结石;②胰腺坏死;③肠穿孔、大出血、胰腺假性囊肿。
	注:腹膜炎持续存在,不能排除其他急腹症。

注：SS，生长抑素；PPI，质子泵抑制剂；H$_2$RA，H$_2$ 受体拮抗剂；PTD，哌替啶；ATR，阿托品。

2.12.5 产科处理

总则	监测胎儿,预防早产。
轻症者	先控制病情再终止妊娠。
临产者	可自然分娩。
危重者	抢救新生儿,立即剖宫产。

2.12.6 临床实例示范

女,29岁,以"停经35^{+6}周,腹痛腹胀3 h"之主诉入院。既往月经规律,定期产检,孕期无不适。3 h前饱餐后出现腹痛腹胀,阵发性加剧。查体:T 38.2 ℃,R 21次/分,P 122次/分,BP 84/54 mmHg。面色苍白,皮肤湿冷,心率122次/分,律齐,双肺呼吸音粗。腹膨隆,胎心164次/分,腹水症(+),肠鸣音消失,左腰部和脐周Cullen症。各种反射存在。产检:外阴(−)、阴道(−)、宫颈未消、双侧附件未触及。查BRT:WBC 15.9×10^9/L,Neut 93%,RBC 4.5×10^{12}/L,HB 132 g/L,HCT 0.37,PLT 141×10^9/L。CRP:23.4 mg/L。BAMY 164 U/L,UAMY(−),BLPS(−)。SEL:Na$^+$128 mmol/L,K$^+$3.2 mmol/L,Ca^{2+}1.92 mmol/L,Cl$^-$96 mmol/L。腹部B超:胰腺周围粗大回声,胰腺周围渗液。产科B超:胎盘Ⅱ级,AFI 15.4 cm,BPD 8.9 cm,FL 7.0 cm。ECG:窦性过速。

问题1:停经35^{+6}周,腹痛腹胀3 h,左腰部和脐周Cullen症;T 38.2 ℃,P 122次/分,BP84/54 mmHg。WBC 15.9×10^9/L,Neut 93%,CRP 23.4 mg/L,BAMY 164 U/L,UAMY(−),BLPS(−)。腹科B超:胰腺周围粗大回声,胰腺周围渗液。腹科B超:胰腺周围粗大回声,胰腺周围渗液。诊断:妊娠合并重度胰腺炎、休克。

问题2:抗休克+纠正酸中毒+急诊剖宫产术+胰腺切除术。

问题3:持续胃肠减压+肠外营养。

问题4:预防性抗生素治疗。

问题5:促子宫复旧治疗。

问题6:救治新生儿。

2.13 妊娠合并胆囊炎

2.13.1 概述

概念	妊娠期常见急腹症,IR仅次于阑尾炎,70%合并胆石病。
病因	妊娠对CC有影响,但IR并无增加。
	孕激素:升高CHOL,CGG、BS更易结晶。松弛平滑肌,降低胆囊排空力,易致CHOL沉积。
	雌激素:降低胆囊黏膜水分吸收力,影响胆汁浓缩。
流行病学	多见于妊娠晚期。
	可并发坏死、穿孔、胆汁性腹膜炎。
影响	胎儿窘迫、流产、早产。

注:CC,胆囊炎;CHOL,胆固醇;CGG,胆酸;BS,胆盐。

2.13.2 诊断

症状	同非孕期。
	突发右上腹绞痛(夜间或油腻饮食),可向右肩或右背部放射,常伴发热、恶心、呕吐。
体征	右上腹压痛、肌紧张,Murphy征(+)。
	胆囊紧张而有触痛性。
辅助检查	B超:胆囊增大、壁厚,可有结石影像。
	WBC上升或正常。
	ALT/AST上升。
鉴别	AFL、SPE、AA、IO、AP、胃十二指肠穿孔。

注:AA,急性阑尾炎;AP,急性胰腺炎;IO,急性肠梗阻。

2.13.3　手术治疗

病因	AC与胆石病或胆道阻塞有关。
原则	胆囊摘除。
原理	①复发率高;②复发手术困难;③复发更易致早产。
方法	腹腔镜下胆囊切除+抗感染。
	继续妊娠者给予保胎处理。

注:AC,急性胆囊炎。

2.13.4　产科处理

指征	病情较轻者或手术前治疗。
饮食控制	发作期:禁食、禁水、胃肠减压。缓解期:低脂肪、低胆固醇饮食。
支持疗法	补液,纠正水、电解质紊乱及酸碱失衡。
对症治疗	发作期:解痉、镇痛。缓解期:利胆药物。
防治感染	PG、CP、MNZ、氨苄西林。

2.13.5　临床实例示范

女,31岁,以"停经37周,右上腹痛2 h"之主诉入院。既往月经规律,定期产检,孕期无不适。2 h前饱餐后出现右上腹痛伴恶心、呕吐,阵发性加剧。查体:T 38.9 ℃,R 19次/分,P 88次/分,BP 117/82 mmHg。痛苦面貌,心率88次/分,律齐,双肺呼吸音粗。腹膨隆,胎心148次/分,右上腹痛,肌紧张,Murphy症(+)。各种反射存在。产检:外阴(-)、阴道(-)、宫颈未消、双侧附件未触及。查BRT:WBC 14.8×10^9/L, Neut 88%, RBC 4.4×10^{12}/L, HB 117 g/L, HCT 0.35, PLT 243×10^9/L。CRP 14.4 mg/L。LFTs:ALT 104 U/L, AST108 U/L, TBIL 205 μmol/L, ALP 166 U/L, TBA 2 μmol/L。BAMY 164 U/L。SEL:Na$^+$ 134 mmol/L, K$^+$ 3.8 mmol/L, Ca^{2+}2.92 mmol/L, Cl$^-$ 104 mmol/L。腹部B超:胆囊增大,壁厚,有结石影。产科B超:胎盘Ⅱ级,AFI 12.8 cm, BPD 9.0 cm, FL 7.2 cm。ECG:

窦性心律。

问题1：停经37周，右上腹痛2 h；T38.9 ℃，肌紧张，Murphy 征（＋）。WBC 14.8×10⁹/L，Neut 88%，CRP 14.4 mg/L，ALT 104 U/L，AST 108 U/L，TBIL 205 µmol/L，ALP166 U/L，BAMY 164 U/L。腹科B超：胆囊增大，壁厚，有结石影。诊断：妊娠合并胆囊炎。

问题2：急诊剖宫产术+胆囊切除术。

问题3：持续胃肠减压。

问题4：预防性抗生素治疗。

问题5：促子宫复旧治疗。

问题6：救治新生儿。

2.14 妊娠合并肠梗阻

2.14.1 概述

概念	IR：0.016%～0.018%，多见于孕晚期。
症状	子宫挤压、牵拉肠管，致使肠管扭曲或阻塞。
	肠系膜过长或过度。
	分娩后肠管位置发生变化。
	孕激素：抑制肠蠕动，诱发肠麻痹。
流行病学	多见于肠道手术粘连。
	少见于肠扭转、肠套叠、肿瘤。
时机	妊娠中期子宫升入腹腔。
	妊娠近足月胎头入盆时。
	产后子宫缩小，肠袢移位。
影响	病情重，DR高。
	注：预后与及时诊治、充分手术前准备相关。

2.14.2 诊断

总则	受妊娠影响,无肠梗阻典型的症状和体征。
症状	绞痛(持续性或阵发性),伴恶心、呕吐、腹胀、停止排气排便。
体征	肠型、蠕动波,肠鸣音亢进(高调金属音)、气过水声,鼓音、振水音、压痛。
X射线	肠管扩张、肠襻液气平面。

2.14.3 手术治疗

原则	①解除肠梗阻;②纠正水电解质紊乱及酸碱失衡;③产科处理。
保守治疗	禁食、胃肠减压,补充液体和电解质。
	防治感染:AMP(CP)+MNZ。
手术治疗	绞窄性IO:立即手术。
	单纯性(不完全性、麻痹性)IO:保守治疗12~24 h,仍不缓解者手术治疗。

注:AMP,氨苄西林;CP,头孢菌素;MNZ,甲硝唑;IO,肠梗阻。

2.14.4 产科处理

总则	IO经非手术治疗缓解者,可继续妊娠。
妊娠早期	IO需手术治疗者给予人工流产。
妊娠中期	无产科指征,手术解除梗阻,保胎治疗。
妊娠晚期	妊娠>34周(胎肺成熟),先剖宫产后肠梗阻手术。

2.14.5 临床实例示范

女,28岁,以"停经38^{+6}周,下腹痛1 h"之主诉入院。既往月经规律,定期产检,孕期无不适。1 h前午睡起身后出现下腹痛伴恶心、呕吐,呈持续性。查体:T 36.8 ℃,R 20次/分,P 92次/分,BP 135/84 mmHg。痛苦面貌,心率92次/分,律齐,双肺呼吸音粗。腹膨隆,胎心145次/分,腰背部压痛。各种反射存在。产检:外阴(−)、阴道(−)、宫颈未消、双侧附件未触及。查BRT:

WBC 12.4×10⁹/L，Neut 87%，RBC 5.2×10¹²/L，HB 147 g/L，HCT 0.38，PLT 312×10⁹/L。CRP：24.9 mg/L。LFTs：ALT 104 U/L，AST 108 U/L，BAMY164 U/L。SEL：Na⁺134 mmol/L，K⁺3.8 mmol/L，Ca²⁺2.92 mmol/L，Cl⁻ 104 mmol/L。腹部B超：回肠上段扩张，壁薄。产科B超：胎盘Ⅱ级，AFI 16.2 cm，BPD 9.4 cm，FL 7.4 cm。ECG：窦性心律。

问题1：停经38⁺⁶周，下腹痛1 h；腰背部压痛。WBC12.4×10⁹/L，Neut87%，RBC 5.2×10¹²/L，HB 147 g/L，HCT0.38。腹科B超：回肠上段扩张，壁薄。诊断：妊娠合并胆囊炎。

问题2：急诊剖宫产术+肠梗阻解离术。

问题3：持续胃肠减压。

问题4：预防性抗生素治疗。

问题5：促子宫复旧治疗。

问题6：救治新生儿。

2.15　前置胎盘（PP）

2.15.1　概述

概念	妊娠>28周,胎盘附于子宫下段,低于胎先露,下缘达到或覆盖宫颈内口。
病因	胎盘异常:副胎盘、膜状胎盘、过大胎盘、双胎胎盘,占据子宫下段。
	子宫内膜病变或损伤:蜕膜血管供血不足,胎盘延伸摄取营养。
	受精卵滋养层发育迟缓:滋养层发育与受精卵移形不一致,而着床于子宫下段。
	ART:子宫内膜和胚胎发育不同步,受精卵着床于子宫下段。
母儿影响	PPH:子宫切开无法避开前壁胎盘;子宫下段收缩力差,导致出血量多,且不易控制。
	PIP:绒毛侵入子宫肌层,胎盘剥离不全。
	PI:胎盘剥离面感染,影响子宫收缩。
	围生儿:治疗性PB上升、低出生体重儿IR上升、新生儿DR上升。

注：ART，辅助生殖技术；PIP，胎盘植入；PI，产褥感染；PB，早产。

2.15.2 分类

完全性PP	胎盘组织完全覆盖宫颈内口。
部分性PP	胎盘组织部分覆盖宫颈内口。
边缘性PP	胎盘下缘达到但未超越宫颈内口。
低置胎盘	胎盘边缘距宫颈内口<2 cm。
PPP	胎盘附着于剖宫产或肌瘤剔除疤痕,导致PA、PIP和出血(致命性)风险增高的前置胎盘。
	注:PPP=PP+PIP。

注:PA,胎盘粘连;PPP,凶险性前置胎盘。

2.15.3 诊断

病史	多次AM史、多次孕产史(平产+剖宫产)、PI史、宫腔操作史、高龄。
临床表现	症状:无诱因、无痛性反复阴道流血(孕晚期或临产)。
	体征:胎先露衔接受阻、高浮,1/3合并有胎位异常。
妇检	①PP诊断明确,则无须阴道检查;②阴道检查必须做好输血输液紧急剖宫产准备;③禁止肛查。
影像	B超:定位胎盘位置。
	MRI:确定PIP侵犯肌层深度,宫旁和膀胱受累状况,有益于诊断PPP。

注:AM,流产;PI,产褥感染。

2.15.4 治疗

治则	抑制宫缩、纠正贫血、适时终止妊娠。
一般处理	注意休息、降低活动、减少阴查、禁止肛查。
	备血,做好急诊手术准备。
纠正贫血	目标:HB≥110 g/L、HCT>0.30。
止血	OT、ERG、ROM。
保胎	妊娠<35周,DEX促胎肺成熟,预防PB。

注:ERG,麦角新碱;ROM,欣母沛。

2.15.5　产科处理

终止妊娠指征	总则:无症状者依据PP类型决定分娩时机。
	合并PPI:36周终止妊娠。
	完全性PP:37周终止妊娠。
	边缘性PP:38周终止妊娠。
	部分性PP:适时终止妊娠。
剖宫产	出血量大(休克)。
	FD胎儿可存活。
	出血量多,短时间内不能分娩者。
平产	低置胎盘、边缘性PP、枕先露、出血少、短时间内可分娩者。
	血源充沛,产科指征良好,可试产。

2.15.6　临床实例示范

女，25岁，以"停经34^{+3}周，无痛性阴道出血1 h"之主诉入院。既往月经规律，定期产检，孕期无不适。1 h前无诱因出现无痛性阴道出血，量较多。查体：T 37 ℃，R 20次/分，P 114次/分，BP 82/54 mmHg。面色苍白、全身湿冷，心率114次/分，双肺（-），腹膨隆，无宫缩，胎心145次/分，腹软，各种反射存在。产检：外阴血染，阴道有大量新鲜血液及凝血块，宫颈未消，有活动性出血。查BRT：WBC 9.2×10^9/L，RBC 3.2×10^{12}/L，HB 69 g/L，PLT 108×10^9。CRT：PT 21 s，APTT 48 s，TT 18 s，FIB 6.9 g/L，DD 1.28 mg/L，FDP 15.5 mg/L，3P（-）。LFTs（-）；RFTs（-）。ABG：pH 7.4，PaCO$_2$ 44 mmHg，PaO$_2$ 95 mmHg，BE2。SEL：Na$^+$ 128 mmol/L，K$^+$ 4.5 mmol/L，Ca^{2+} 2.31 mmol/L，Cl$^-$ 98 mmol/L。产科B超：胎盘Ⅱ级，部分前置，AFI 18.1 cm，BPD 9 cm，FL 7 cm。ECG：窦性心动过速。

问题1：停经34^{+3}周，无痛性阴道出血1 h；P 114次/分，BP 82/54 mmHg；面色苍白、全身湿冷；宫颈有活动性出血；CRT：PT21 s、APTT48s、TT18 s、FIB 6.9 g/L、DD 1.28 mg/L、FDP 15.5 mg/L；产科B超：胎盘部分前置。诊断：前置胎盘、出血性休克、凝血功能障碍。

问题2：抗休克+急诊剖宫产（同时做好子宫切除准备）。

问题3：预防性抗感染治疗。

问题4：救治新生儿。

2.16　胎盘早剥（PA）

2.16.1　概述

概念	妊娠>20周,胎盘在胎儿娩出前剥离(部分或全部)。
病因	血管病变:SPE、CHBP、慢性肾病,CAP变性坏死引发血肿。
	机械性因素:腹部创伤。
	宫腔静脉压力骤减:PROM致胎盘与子宫壁错位。
	其他:高龄多产、有胎盘早剥历史再发的机会明显增多。
影响	母体:ANE上升、PPH上升、DIC上升。
	围产儿:DR上升、神经发育缺陷后遗症。

注：SPE，重度子痫前期；CHBP，慢性高血压；ANE，贫血。

2.16.2　病理生理

机制	底蜕膜出血、血肿形成致胎盘剥离。
病理生理	显性剥离:剥离面积大,血肿较大,血液经胎盘边缘和宫颈流出。
	隐性剥离:胎盘边缘未剥离,或胎头压迫胎盘下缘,血液不能外流。
	子宫胎盘卒中(库弗莱尔子宫):血液浸透肌层,浆膜呈紫蓝色瘀斑(胎盘附着处最明显)。
转归	剥离面积小,出血少:可无症状。
	出血量大:诱发MODS和DIC。

2.16.3　Page分级

分级	标准
0级	产后回顾性诊断。
Ⅰ级	阴道少量出血,子宫软。
Ⅱ级	FD、SB、子宫呈板状。
Ⅲ级	休克、DIC。

注:FD,胎儿窘迫;SB,胎死宫内。

2.16.4　诊断

临床	症状+体征。
辅检	B超:了解胎盘和胎儿状况以及PA类型。
	EFM:判断胎儿宫内情况。
	纤溶确诊试验:TT、APTT、DD、FDPs、3P试验。
	CD:①FIB<150 mg/L(<250 mg/L提示异常);②静置2 mL静脉血7 min无血块形成或仅形成易碎较软的血凝块。
鉴别	0级和Ⅰ级:临床表现不典型,与PP相鉴别。
	Ⅱ级和Ⅲ级:与UOR鉴别。
其他	并发症:SB、DIC、ARF、AFE、休克。

注:CD,凝血功能障碍;UOR,子宫破裂。

2.16.5　治疗

原则	早识别、防休克、终止妊娠、控制DIC、减少并发症。
纠正休克	补液:依据内出血、外出血、B超、生命体征,计算补液量。
	输血:RBCS、BP、PLT、冷沉淀。
	DIC:纠正CD(治疗目标:HCT>0.30,HB>100 g/L,UV>30 mL/h)。
监护	持续EFM,早诊断、早治疗。

2.16.6　产科处理

平产	0级和Ⅰ级：一般情况好，宫口已扩张，短时间可分娩。
	20~34+6周Ⅰ级PA：保胎，促胎肺成熟。
	注：阴道出血多、子宫张力高、CD、FD，立即转剖宫产。
剖宫产	Ⅰ级PA出现FD者。
	Ⅱ级PA短时间不能分娩者。
	Ⅲ级PA病情恶化，SB不能立即分娩者。
	破膜后产程无进展。
	产妇病情急剧加重，危及生命，不论胎儿是否存活，均应立即剖宫产。
	子宫胎盘卒中：按摩并热盐水湿敷子宫。
其他	PPH、DIC、RF快速输注FB和CF并切除子宫。

注：FD，胎儿窘迫；SB，死胎；RF，肾衰竭；FB，新鲜血；CF，凝血因子。

2.16.7　产科并发症处理

2.16.7.1　产后出血

药物	胎儿娩出后，立即给予OT(前列腺素制剂、麦角新碱)。
手术处理	胎儿娩出后，促进胎盘剥离。
	按压子宫、UA(ⅡA)结扎或栓塞、子宫切除。
预防出血	预防DIC。
	指征：子宫出血(不能控制)、出血不凝、凝血块较软。

2.16.7.2　凝血功能障碍

终止妊娠	阻断促凝物质入血，同时纠正CD。
补血抗凝	补充血容量和CF，输注RCS(等比例)、BP和PLT。
	补充FIB。

注：CF，凝血因子；RCS，红细胞悬液；BP，血浆。

2.16.7.3 肾衰竭

补血	UV<30 mL/h,或无尿(<100 mL/24 h)。
利尿	若UV<17 mL/h(血容量已补足):呋塞米,20～40 mg,iv,可重复给药。
纠酸	注意维持酸碱平衡。
透析	补液利尿治疗后,短期内UV不增、Cr上升、BUN上升、K$^+$上升、CO$_2$CP下降,提示RF。
	出现尿毒症时,及时血液透析。

注:UV,尿量;RF,肾衰竭。

2.16.8 临床实例示范

女,40岁,以"停经34^{+3}周,下腹痛伴阴道出血1 h"之主诉入院。既往月经规律,妊娠28周诊断子痫前期,给予降压治疗。1 h前无诱因出现下腹痛伴阴道出血,量较多。查体:T 36.8 ℃,R 20次/分,P 111次/分,BP 142/95 mmHg。面色苍白、全身湿冷,心率111次/分,双肺(−),腹膨隆,无宫缩,胎心180次/分,板状腹,各种反射存在。产检:外阴血染,阴道有大量新鲜血液及凝血块,宫颈未消,有活动性出血。查BRT:WBC 12.8×10^9/L,RBC 3.3×10^{12}/L,HB 70 g/L,PLT 95×10^9。URT:UPRO(+)、细胞和蛋白管型。CRT:PT 20 s,APTT46 s,TT 19 s,FIB 7.2 g/L,DD 2.32 mg/L,FDP 12.5 mg/L,3P(−)。LFTs:ALT 182 U/L,AST 204 U/L;RFTs:BUN 8.37 mmol/L,Cr 192.4 μmol/L。ABG:pH 7.38,PaCO$_2$ 42 mmHg,PaO$_2$ 93 mmHg,BE 1.5。SEL:Na$^+$132 mmol/L,K$^+$4.1 mmol/L,Ca^{2+}2.24 mmol/L,Cl$^-$ 100 mmol/L。产科B超:胎盘Ⅱ级,胎盘早剥Ⅱ°,AFI 14.8 cm,BPD 8.6 cm,FL 6.8 cm。ECG:窦性心动过速。

问题1:停经34^{+3}周,下腹痛伴阴道出血1 h;BP 142/95 mmHg,UPRO(+),LFTs和RFTs异常;面色苍白、全身湿冷,心率111次/分;胎心180次/分;板状腹,宫颈有活动性出血;CRT异常;产科B超:胎盘早剥Ⅱ°。诊断:胎盘早剥、出血性休克、凝血功能障碍、子痫前期、胎儿窘迫。

问题2:解痉、降压、抗休克、急诊剖宫产(同时做好剖宫产准备)。

问题3:预防性抗感染治疗。

问题4:救治新生儿。

2.17 胎盘植入

2.17.1 概述

概念	胎盘组织侵入子宫肌层。
分类	绒毛侵入肌层深度:PA;PIP(包括穿透性PIP)。
	绒毛侵入肌层面积:完全性和部分性PIP。
影响	PPH、休克、PI。
高危因素	PP、多次AM史、子宫手术史、PIP史。

注:PA,胎盘粘连;PIP,胎盘植入;PI,产褥感染;PP,胎盘前置;AM,流产。

2.17.2 诊断

临床表现	胎儿娩出>30 min,胎盘不能自行剥离、子宫收缩差、阴道出血、PA、PIP。
彩色多普勒	判断胎盘位置、预测PIP。
MRI	评估PIP(子宫后壁)、绒毛侵入深度、宫旁受累程度,B超不能确诊者。

2.17.3 产科处理

平产	均可阴道试产(无剖宫产指征者;无PP者)。
剖宫产	指征:PIP+PP、其他。
	预防:PPH、多样化止血。
	切口:避开胎盘或胎盘主体部分。
	注:手术后需预防性使用抗生素。

2.17.4 临床实例示范

女，25岁，以"足月分娩，阴道出血持续半小时"之主诉入院。既往月经规律，定期产检，孕期无不适。半小时前于外院顺产一男婴，产后胎盘未剥离，阴道持续性出血不止急诊入院。查体：T 37 ℃，R 19次/分，P 98次/分，BP 90/58 mmHg。心、肺（-），腹平软，子宫平脐、软。各种反射存在。产检：阴道有大量新鲜血液及凝血块，宫口有活动性出血。查 BRT：WBC $12.2×10^9$/L，RBC $3.2×10^{12}$/L，HB 72 g/L，PLT $78×10^9$。CRT：PT 14 s，APTT 43 s，TT 16 s，FIB 3.2 g/L，DD 0.22 mg/L，FDP 4.5 mg/L。LFTs（-）；RFTs（-）。ABG：pH 7.36，$PaCO_2$ 43 mmHg，PaO_2 96 mmHg，BE1。SEL：Na^+ 135 mmol/L，K^+ 4.1 mmol/L，Ca^{2+} 224 mmol/L，Cl^- 96 mmol/L。腹部B超：胎盘粘附于后壁。MRI胎盘植入，深度 1.2 cm。ECG：窦性心动过速。

问题1：足月分娩，阴道出血持续半小时；B超提示胎盘黏附于后壁；MRI提示胎盘植入，深度 1.2 cm。诊断：胎盘植入。

问题2：补液+抗休克+TAE（同时做好子宫切除准备）。

问题3：预防性抗感染治疗。

2.18 羊水栓塞（AFE）

2.18.1 病因

概念	羊水入血致 PAH、低氧血症、循环衰竭、DIC、MODS。
特点	起病急、病情重、DR 高。
	IR：1.9/100 000～7.7/100 000。DR：19%～86%。
	平产：70%；剖宫产：19%；多见于：分娩前 2 h 至产后 30 min。
诱因	ROU、羊水过多、MP、子宫收缩过强、UD、PROM、PP。

续表

病因	羊膜腔压力过高:羊膜腔压力>静脉压时,羊水可进入破损血管。
	血窦开放:羊水可进入破损的血管或胎盘后血窦。
	胎膜破裂:羊水可进入子宫蜕膜或宫颈管破损的小血管。

注:ROU,子宫破裂;MP,多胎妊娠;UD,急产;PP,前置胎盘。

2.18.2 病理生理

过敏反应	羊水抗原致Ⅰ型变态反应,MC脱颗粒、异常的AA代谢产物入血,引起过敏样反应。
过敏反应	
PAH	①小栓子(羊水中的有形物质)+血管活性物质(羊水中的有形物质刺激肺分泌)→肺血管痉挛→PAH→右心负荷加重→急性右心扩张及充血性RHF;②左心房RBV下降→左心CO下降→周围血循环衰竭→BP下降→休克→死亡。
炎症损伤	IM突然激活,引起类似SIRS临床表现。
DIC	①AFE的临床特点和死亡原因;②羊水入血产生大量微血栓,消耗大量BCF及FIB;③同时IM和内源性CA大量释放,导致DIC。

注:PAH,肺动脉高压;MC,肥大细胞;AA,花生四烯酸;RBV,回心血量;CO,心排血量;IM,炎性介质;BCF,凝血因子;CA,儿茶酚胺。

2.18.3 临床表现

典型AFE	羊水三联征:HYP、LBP、CD。
典型AFE	前驱症状(IR30%～40%):呼吸急促、寒战、呛咳、心慌、烦躁。
典型AFE	心、肺衰竭休克:突发呼吸困难、心动过速、LBP、抽搐、意识丧失、SaO_2下降、ST段降低、肺底部湿啰音、猝死。
典型AFE	CD:全身出血倾向,如子宫出血、切口渗血、皮肤/黏膜出血、血尿、胃肠道出血。
典型AFE	ARF:肾缺血引发肾衰竭。
不典型AFE	仅出现LBP、呼吸短促、心律失常、心脏骤停、抽搐、PPH、CD,或典型AFE的前驱症状。

注:HYP,低氧血症。

2.18.4　诊断

原则	排除性诊断:临床表现和诱发因素。
	目前国际尚无统一诊断标准和诊断指标(实验室)。
临床	血压骤降、心搏骤停、急性缺氧、CD。
	分娩(平产+剖宫产)前2 h至产后30 min。
辅检	BRT、CRT、BGA、MES、ECG、UCG、TEG 、X射线胸片、血流动力学。
鉴别	HF、LF、PTE、空气栓塞、MI、心律失常、AD、脑血管意外、过敏性反应(药物)、全身(高位)麻醉、ROU、PA、PE)。
	注:与PPH引起的CD相鉴别。

注:BGA,血气分析;MES,心肌酶;UCG,超声心动图;TEG,血栓弹力图。

2.18.5　治疗

原则	维持生命体征和保护器官功能。
增加氧合	立即保持气道畅通:面罩吸氧、气管插管、辅助呼吸。
血流动力支持	保证CO和BP稳定,避免过度输液。
	维持血流动力学稳定;DOB、PDE-5治疗PAH和右心功能不全。低血压时升压治疗。
	解除PAH;首选PDE-5、NO、ERA;考虑:罂粟碱、氨茶碱、酚妥拉明、阿托品。
	限制出入量,避免左心力衰竭和肺水肿。
抗过敏	早期使用大剂量HC、DEX。
纠正凝血	①防治PPH;②输注新鲜血、血浆、冷沉淀、FIB;③输注AMCHA。
其他	器官受损对症支持:保护神经、肝脏、胃肠,稳定血流、SaO₂和BS,防治感染。

注:DOB,多巴酚丁胺;PDE-5,磷酸二酯酶-5抑制剂;ERA,内皮素受体拮抗剂;HC,氢化可的松。

2.18.6　产科处理

总则	分娩前 AFE 立即终止妊娠。
SCA	首先 CPR,复苏后无自主心跳,剖宫产。
CD	立即切除子宫。

注：SCA,心搏骤停；CPR,心肺复苏。

2.18.7　临床实例示范

女，33 岁，以"停经 38^{+4} 周，胎膜破裂后阴道持续性出血"之主诉急转 ICU。既往月经规律，胎膜破裂后突感寒战、呛咳、呼吸困难，继而阴道持续性出血伴血压降低。查体：T 37.2 ℃，R 20 次/分，P 122 次/分，BP 88/56 mmHg。面色苍白、全身湿冷，心率 122 次/分，双肺呼吸音粗，腹膨隆，宫缩 40 秒/4 分，胎心 150 次/分，各种反射存在。产检：阴道持续出血，无凝血块，宫口开 6 cm，先露 S=0。查 BRT：WBC 10.2×10^9/L，RBC 3.2×10^{12}/L，HB 68 g/L，PLT 88×10^9。CRT：PT 20 s，APTT 48 s，TT 21 s，FIB 7.4 g/L，DD 3.17 mg/L，FDP 8.7 mg/L，3P（+）。LFTs（-）；RFTs：BUN 8.37 mmol/L，Cr 192.4 μmol/L。ABG：pH 7.32，PaCO$_2$48 mmHg，PaO$_2$ 92 mmHg，BE-1。SEL：Na$^+$135 mmol/L，K$^+$3.2 mmol/L，Ca^{2+}2.18 mmol/L，Cl$^-$ 94 mmol/L。产科 B 超：胎盘 Ⅱ 级，AFI 9.8 cm，BPD 9.3 cm，FL 7.2 cm。ECG：窦性心动过速。

问题 1：停经 38^{+4} 周，胎膜破裂后阴道持续性出血；面色苍白、全身湿冷、P 122 次/分、BP 88/56 mmHg；CRT 异常；RFTs 异常；低氧血症。诊断：AFE。

问题 2：清理呼吸道，气管插管，正压给氧。

问题 3：强心升压维持血流动力学稳定，解除肺动脉高压，液体管理。

问题 4：氢化可的松抗过敏。

问题 5：输注新鲜血、凝血因子、血小板。

问题 6：立即剖宫产（同时做好子宫切除术准备）。

问题 7：救治新生儿。

2.19 子宫破裂

2.19.1 病因

子宫手术史（疤痕子宫）	剖宫产术、子宫角切除术、子宫肌瘤剔除术、子宫整形术。
先露部下降受阻	骨盆狭窄、CPD、AFP、巨大儿、畸形儿。
子宫收缩药物使用不当	宫缩剂使用不当（剂量、方法、指征）。
产科手术损伤	行产钳助产术（宫颈未开全、中–高位）、臀牵引、毁胎术、穿颅术、内转胎术。
其他	子宫发育异常、多次宫腔操作。

注：CPD，头盆不称；AFP，胎位异常。

2.19.2 临床表现

概述	多见于分娩期。
先兆子宫破裂	多见于产程长、有梗阻性AL的产妇。
	①强直性或痉挛性过强收缩，烦躁不安、剧痛难忍、R上升、HR上升；②病理缩复环（平脐或脐上）；③排尿困难及血尿；④胎体触诊不清，FHR上升或FHR下降，或听不清楚。
子宫破裂	不完全子宫破裂：①肌层破裂（部分或全层），但浆膜完整，宫腔与腹腔不通；②多见于下段剖宫产疤痕破裂。
	完全性子宫破裂：①肌层破裂（全层），宫腔与腹腔相通；②突感撕裂样剧痛，宫缩骤停；③全腹疼痛，伴休克；④腹壁下可扪及胎体，子宫位于侧方；⑤胎心胎动消失。
鉴别	PA、AL、AP。

注：PA，胎盘早剥；AL，难产；AP，急性胰腺炎。

2.19.3 产科处理

先兆子宫破裂	PTD：100 mg，im，st，抑制子宫收缩。
	静脉全身麻醉，尽快手术。
子宫破裂	原则：抢救休克，同时手术（无论胎儿存活与否）。
	子宫修补术：破口整齐、破裂时间短、无感染者。
	次全子宫切除术：破口大，边缘不整齐、有感染者。
	全子宫切除术：破口大、裂伤累及宫颈者。
	抗感染治疗：足量、足疗程。

2.19.4 临床实例示范

女，30岁，以"停经39^{+2}周，临产后腹部撕裂样疼痛伴昏迷"之主诉急转ICU。既往月经规律，待产过程中突感下腹部撕裂样疼痛，疼痛稍缓解后伴随全腹疼痛，随后昏迷。查体：T 36.6 ℃，R 18次/分，P 120次/分，BP 75/48 mmHg。面色苍白、失血貌、心率120次/分，双肺呼吸音粗，腹膨隆，无宫缩，胎心消失，腹壁可扪及胎体，子宫偏于一侧，腹水症（+）。产检：阴道有血块，宫口开3 cm，先露S-3。查BRT：WBC $6.2×10^9$/L，RBC $3.1×10^{12}$/L，HB 64 g/L，PLT $72×10^9$。CRT：PT 19 s，APTT 50 s，TT 20 s，FIB 6.4 g/L，DD 4.46 mg/L，FDP 9.2 mg/L，3P（+）。LFTs（-）；RFTs：BUN 7.44 mmol/L，Cr 214.4 μmol/L。ABG：pH 7.33，$PaCO_2$ 50 mmHg，PaO_2 90 mmHg，BE-1。SEL：Na^+130 mmol/L，K^+3.3 mmol/L，Ca^{2+}1.98 mmol/L，Cl^- 92 mmol/L。腹腔B超：子宫破裂，胎儿位于腹腔，腹腔积液2000 mL。ECG：窦性心动过速。

问题1：停经39^{+2}周，临产后腹部撕裂样疼痛伴昏迷；腹腔B超：子宫破裂，胎儿位于腹腔，腹腔积液2000 mL；CRT异常；RFTs异常；ABG异常。诊断：子宫破裂、休克。

问题2：气管插管，正压给氧。

问题3：补液抗休克、剖宫产（同时做好子宫切除准备）。

问题4：输注新鲜血、凝血因子、血小板。

问题5：救治新生儿。

第3章 内外科重症

3.1 水电解质紊乱

3.1.1 低渗性脱水

3.1.1.1 概述

概念	ECF下降+低BNa$^+$;失Na$^+$>失H$_2$O;[Na$^+$]<135 mmol/L,POP<280 mOsm/L,伴ECF下降。
病因	大量消化液丢失而只补水。
	液体在第三间隙集聚。
	长期连续性排钠利尿剂。
	肾功能不全、ALS不足、肾脏疾病、RTA。
	经皮肤丢失。
临床表现	一般均无口渴感。
	一般症状:恶心、呕吐、头晕、乏力、视物模糊、起立时容易晕。
	循环血量明显下降时:神志淡漠、肌痉挛性疼痛、腱反射消失、呼吸困难、昏迷。
分类	轻度:Na$^+$<135 mmol/L,疲乏、头晕、手足麻木、UNa$^+$下降。
	中度:Na$^+$<130 mmol/L,恶心、呕吐、脉搏细速、BP不稳定、脉压降低、浅静脉萎缩、视力模糊、站立性晕倒;UNa$^+$下降(尿中几乎不含Na$^+$和Cl$^-$)。
	重度:Na$^+$<120 mmol/L,神志不清、肌痉挛性抽搐、腱反射减弱或消失、木僵、呼吸困难、昏迷、低血容量性休克。

注:ECF,细胞外液;ALS,醛固酮;RTA,肾小管酸中毒;POP,血浆渗透压;BNa$^+$,血钠;UNa$^+$,尿钠。

3.1.1.2 诊断

诊断	病史+临床表现+BNa⁺。
尿液检查	SG<1.010，UNa⁺下降、UCl⁻下降。
血钠测定	BNa⁺<135 mmol/L；BNa⁺与病情成正比。
其他	RBC上升、HB上升、HCT上升、BUN上升。

注：SG，尿相对密度。

3.1.1.3 治疗

治则	总则:积极处理致病原因。
	药物:含盐溶液或高渗盐水。
	治疗原则:根据BNa⁺降低速度、程度及症状进行,出现急性症状特别是严重神经症状时必须处理。
补液公式	补Na⁺量(mmol)=[BNa⁺正常值(mmol/L)−BNa⁺测得值(mmol/L)]×体重(kg)×0.6(女性:0.5)。
方法	输注方法:分次输入,先补充缺钠部分,解除急性症状,再依据Na⁺、Cl⁻、ABG补充剩余量。
	重度缺钠出现休克者:先补充BV、RS、0.9%NaCl、ALB、BP。
其他	注:输液速度(高渗溶液)≤150 mL/h,依据病情及BNa⁺再调整。

注：ALB，白蛋白；BP，血浆；ABG，动脉血气分析；BV，血容量；RS，林格氏液。

3.1.2 高渗性脱水

3.1.2.1 概述

概念	ECF下降+高BNa⁺;失H₂O>失Na⁺;Na⁺>150 mmol/L,POP>310 mOsm/L,伴ECF下降+ICF下降。
病因	摄入水分不足、水丧失过多、呕吐、腹泻和消化道引流、中枢性或肾性尿崩症、过度通气。

临床分类	轻度:缺水2%～4%;口渴。
	中度:缺水4%～6%;极度口渴、乏力、尿少、唇舌干燥、眼窝下陷、烦躁不安、肌张力增高、腱反射亢进。
	重度:躁狂、错乱、幻觉、谵妄、昏迷、死亡。 注:缺水严重者有心动过速、T上升、BP下降。

注:ICF,细胞内液。

3.1.2.2　诊断

诊断	病史+临床表现+ BNa⁺。
尿液检查	SG上升和UOP上升。
血钠测定	Na⁺>150 mmol/L;POP>310 mOsm/L。
其他	RBC、HB、HCT轻度增高。

注:UOP,尿渗透压。

3.1.2.3　治疗

原则	治疗原发病,控制Na⁺摄入,纠正ECF。
	首先快速纠正ECF缺乏,然后纠正H_2O缺乏。
补液	根据临床表现,估计失水量。
	补液量:1%体重补液400～500 mL。
	注:补液还需考虑呼吸、皮肤、胃肠道水量、UV。
方法	5%GLU:po或ivgtt。
注意事项	输液速度≤1.0 mmol(L·h),快速扩容可致BE。
	监测临床表现和BNa⁺,调整补给量。
	高渗性脱水体内总Na⁺下降,纠正脱水时适当补Na⁺。

注:BE,脑水肿;UV,尿量。

3.1.3 等渗性脱水

3.1.3.1 概述

概念	ECF下降而BNa⁺正常;失H_2O=失Na⁺,BV下降,而HCT、POP正常。
病因	消化液急性丢失;液体进入感染区或软组织内;抽放胸/腹水、大面积烧伤。
临床表现	症状:恶心、厌食、乏力、少尿,但不口渴。
	体征:舌干燥、眼窝凹陷、皮肤干燥、松弛。
	若体液丧失达到体重的5%(25% ECF):脉搏细速、肢端湿冷、BP下降。
	若体液继续丧失达到体重6%~7%(30%~35% ECF):更严重的休克表现。

注:BV,血容量。

3.1.3.2 诊断

诊断	病史+临床表现+ BNa⁺。
尿液检查	SG上升。
血钠测定	Na⁺>150 mmol/L;POP>310 mOsm/L。
血液浓缩	RBC上升、HB上升、HCT上升。
其他	需ABG,判别是否有酸碱平衡失调。

注:ABG,动脉血气分析。

3.1.3.3 治疗

治则	治疗原发病,纠正脱水。
方法	尽快补充BV:RS、0.9%NaCl。
	BV不足者(脉搏细速和血压下降):快速静脉输注。
注意事项	监测心脏功能:HR、CVP、PAWP。
	监测临床及BNa⁺,调整补液量。
	预防低K⁺血症:缺水纠正后排K⁺上升;K⁺因ECF上升而稀释。

注:PAWP,肺动脉楔压。

3.1.4 水中毒（WIT）和水肿（EDE）

3.1.4.1 水中毒概述

概念	水潴留使体液量明显增加；Na^+<130 mmol/L，POP<280 mOsm/L，体 Na^+ 总量正常或增多，又称高容量性低 Na^+ 血症。
病因	ARF，ADH 上升。
	持续性大量饮水，精神性饮水过量，静脉输入过量含盐量少液体，超过肾排泄能力。
	注：肾功能正常，一般不会发生水中毒；水中毒最常见于肾功能不全的人。
临床表现	AWIT：发病急骤，水过多→脑细胞肿胀→颅内压增高，可致头痛、精神紊乱、定向失常、谵妄、昏迷、脑疝。
	CWIT：乏力、恶心、呕吐、嗜睡；体重明显增加，皮肤苍白而湿润。
辅检	实验室检查：RBC 下降、HB 下降、HCT 下降、ALB 下降、POP 下降、MCV 下降、MCHC 下降。ECF 上升、ICF 上升。

注：ARF，急性肾衰竭；ADH，抗利尿激素。

3.1.4.2 水肿概述

概念	过多液体在组织间隙或体腔集聚。
病因	皮下 EDE：过多液体在皮下组织集聚。
	心源性 EDE：首现低垂部位。
	肾源性 EDE：首现眼睑和面部水肿。
	肝性 EDE：以腹水多见。
临床分类	全身性 EDE：CHF、NS、肾炎、肝病、营养不良等。
	局限性 EDE：局部炎症、静脉或淋巴阻塞。

注：CHF，充血性心力衰竭；NS，肾病综合征。

3.1.4.3 诊断

诊断	病史+临床表现+ BNa$^+$。
ECF 上升	RBC 下降、HB 下降、HCT 下降、ALB 下降。
ECF 上升+ICF 上升	POP 下降、MCV 下降、MCHC 下降。

3.1.4.4 治疗

治则	总则:原发病治疗十分重要。
	ARF、HF 限制水摄入,预防 WIT。
	疼痛、失血、休克、创伤、大手术可致 ADH 上升,输液避免过量。
方法	轻度 WIT:限制水摄入,排出多余水。
	重度 WIT:禁止水摄入,利尿治疗。
	20% 甘露醇(25% 山梨醇)200 mL,ivgtt,减轻脑细胞水肿。
	呋塞米:促进体内水排出。

注:ARF,急性肾衰竭;HF,心力衰竭。

3.1.5 低钾血症

3.1.5.1 钾生理

分布	90% ICF;7.6% 骨骼内;1% 跨细胞液;1.4%ECF。
功能	维持细胞新陈代谢;保持细胞静息膜电位;调节细胞内外渗透压及酸碱平衡。
途径	Na$^+$-K$^+$泵、H$^+$-K$^+$泵、肾小管上皮内跨膜电位;醛固酮、远端小管调节;出汗和结肠排泄。
浓度	3.5～5.5 mmol/L。

3.1.5.2 概述

概念	BK⁺<3.5 mmol/L(正常值:3.5~5.5 mmol/L)。
病因	K⁺摄入不足:长期禁食、神经性厌食。
	K⁺丧失过量:呕吐、腹泻。
	排K⁺利尿药:呋塞米、噻嗪类利尿剂、RTA、ARF多尿期、MC上升。
	输注不含K⁺的液体,PN补K⁺不足。
	K⁺向组织内转移。
临床表现	肌无力:四肢(躯干和呼吸肌)无力、软瘫、腱反射消失。
	肠麻痹:厌食、恶心、呕吐、腹胀。
	窦性心动过速、传导阻滞、心律失常。
	低K⁺伴严重ECF下降,临床表现主要是缺水缺钠,纠正缺水后,K⁺被进一步稀释,出现低K⁺症状。
辅检	ECG:早期ST段压低、T波降低、增宽或倒置;随后QT间期延长和U波;严重者P波增高、QRS增宽、室上性或室性心动过速、房颤。

注:RTA,肾小管性酸中毒;MC,盐皮质激素;PN,肠外营养。

3.1.5.3 诊断

诊断	病史+临床表现+ BK⁺。
血钾	K⁺<33.5 mmol/L。
心电图	辅助性诊断手段。

3.1.5.4 治疗

治则	治疗低K⁺病因。
	补K⁺依据:BK⁺浓度+临床表现。

续表

一般补钾	轻度:口服 KCl、富 K$^+$饮食。
	静脉补 K$^+$量:40～80 mmol(1 g KCl=13.4 mmol KCl);静脉补 K$^+$浓度:<40 mmol/L(30 gKCl);静脉补 K$^+$速度<20 mmol/h。
特殊补钾	中心静脉泵补 K$^+$(高浓度和高速度):危及生命的心律失常或瘫痪。注:监测 K$^+$、肌张力,心电监护。
	伴休克者:先尽快恢复其血容量,待尿量超过 40 mL/h 后再静脉补 K$^+$。
其他	注:动态监测 BK$^+$,补充 BK$^+$很快进入细胞内,再度造成低 BK$^+$。

3.1.6 高钾血症

3.1.6.1 概述

概念	BK$^+$>5.5 mmol/L(正常值:3.5～5.5 mmol/L)。
病因	K$^+$摄入过多:输入过多 K$^+$、大量输入库存血。
	肾排 K$^+$功能减退:ARF/CRF、螺内酯(保 K$^+$利尿剂)。
	细胞内 K$^+$移出:溶血、挤压综合征、酸中毒。
临床表现	手足感觉异常、肢体无力、肌肉震颤、腱反射减退、延迟性麻痹。
	窦性心动过缓、房室传导阻滞、心室颤动、心搏骤停。
	缺水纠正后,K$^+$被进一步稀释,出现低 K$^+$症状。
辅检	ECG:早期 T 波高而尖, QT 间期缩短,QRS 波增宽伴幅度下降,P 波下降并逐渐消失。

3.1.6.2 诊断

诊断	病史+临床表现+ BK$^+$。
血钾	K$^+$>5.5 mmol/L。
心电图	辅助性诊断手段。

3.1.6.3　治疗

原则	高 K^+ 可致心搏骤停,一经诊断,立即停用含 K^+ 物。
促钾转入细胞	10%CG,10～20 mL,ivgtt(缓慢)。
	5%NaHCO$_3$,250 mL,ivgtt。
	10U INS+10%GLU,300～500 mL,ivgtt,持续 1 h 可降低 K^+ 至 0.5～1.2 mmol/L。
利尿	FRS,40～60 mg,或噻嗪类利尿剂。
离子交换	口服降 K^+ 树脂(阳离子交换树脂)15 g,bid/tid,无法口服者可灌肠。
透析	最快最有效的降 K^+ 方法,用于无法降低 K^+ 或者严重高 K^+。

注:CG,葡萄糖酸钙;FRS,呋塞米。

3.1.7　低镁血症

3.1.7.1　生理

浓度	0.75～1.25 mmol/L。
分布	60% 骨骼;1%～2% 细胞外液(ECF);其余部分在骨骼肌。
功能	①调节离子通道电流;②催化酶而参与 ATP 代谢;③调控细胞生长,维持肌纤维兴奋性。
途径	体内 Mg^{2+} 平衡主要靠肾。

3.1.7.2　概述

概念	BMg^{2+}<0.75 mmol/L。
病因	Mg^{2+} 摄入不足:长期禁食、长时间 PN。
	Mg^{2+} 丧失过多:严重腹泻、长期胃肠减压、肾病、利尿剂等。
	肾病、利尿剂:Mg^{2+} 排出增多。
	高 Ca^{2+} 血症使肾对 Mg^{2+} 和磷酸盐重吸收减少。
	糖尿病酮症酸中毒、甲状腺功能亢进、甲状旁腺功能减退:Mg^{2+} 重吸收减少。

续表

临床表现	临床症状与钙缺乏相似。
	肌震颤、手足抽搐及 Chvostek 症(+),严重者癫痫大发作。
	眩晕、共济失调、手足徐动症、肌无力。
	心律失常。
辅检	ECG:P-R 间期和 Q-T 间期延长。

3.1.7.3　诊断

诊断	病史+临床表现+ BMg^{2+}。
血钾	Mg^{2+}<0.75 mmol/L。
心电图	辅助性诊断手段。

3.1.7.4　治疗

轻度无症状	口服镁剂。
重度有症状	25% $MgSO_4$(5～10 mL)+ 5%GLU,ivgtt。
其他	Mg^{2+}从细胞外液进入细胞内液速度较慢,故 Mg^{2+}正常后补 Mg^{2+}需谨慎。
	纠正低 Mg^{2+}同时,纠正低 Ca^{2+}、低 P^{5+}。

3.1.8　高镁血症

3.1.8.1　概述

概念	BMg^{2+}>1.25 mmol/L。
病因	肾衰竭是高镁血症最常见的病因。
	严重脱水伴少尿者。
	肾脏排 Mg^{2+}障碍(甲状腺功能减低、肾上腺皮质功能减退)。
	静脉补 Mg^{2+}过多过快。
	分解代谢亢进疾病(DKA)。

临床表现	嗳气、呕吐、便秘和尿潴留。
	乏力、腱反射减退、迟缓性麻痹、嗜睡、昏迷。
	抑制房室和心室内传导,降低心肌兴奋性。
	心律失常。
辅检	ECG:传导性阻滞、心动过缓、血压下降、心搏骤停。

注：DKA，糖尿病酮症酸中毒。

3.1.8.2　诊断

诊断	病史+临床表现+ BMg^{2+}。
血镁	Mg^{2+}>1.25 mmol/L。
心电图	辅助性诊断手段。

3.1.8.3　治疗

轻度无症状	肾可快速清除 Mg^{2+},无须治疗。
重度有症状	10%CG/$CaCl_2$,10～20 mL,iv(缓慢)。
其他	药物:充分扩容+利尿。
	血液透析:RF+高 Mg^{2+}。

3.1.9　低钙血症

3.1.9.1　生理

浓度	2.25～2.75 mmol/L。
分布	99%骨骼+牙齿;1%溶解形态。
功能	①形成和维持骨骼+牙齿;②维持和调节细胞功能;③维持神经-肌肉兴奋性;④参与凝血过程。
途径	肾+肠。

3.1.9.2 概述

概念	BCa^{2+}<2.25 mmol/L。
病因	维生素 D 缺乏:维生素 D 摄入不足、光照不足、梗阻性黄疸、慢性腹泻;肝硬化或肾衰竭导致维生素 D 羟化障碍。
	甲状旁腺功能减退:PTH 缺乏。
	慢性肾衰竭时肠道钙吸收减少。
	急性胰腺炎:肠道对 Ca^{2+}吸收减少。
临床表现	神经症状:麻木及针刺感(口周、指/趾)、手足抽搐、腱反射亢进、Chvostek 症(+)、气管痉挛、呼吸暂停。
	精神症状:烦躁、抑郁、认知减退。
	心脏症状:心律失常。
	骨骼症状:疼痛、畸形、骨折(病理性)。
辅检	ECG:Q-T 间期和 ST 段延长。

注:PTH,甲状旁腺素。

3.1.9.3 诊断

诊断	病史+临床表现+ BCa^{2+}。
血钙	Ca^{2+}<2.25 mmol/L。
心电图	辅助性诊断手段。

3.1.9.4 治疗

急性低血钙	手足抽搐、喉头痉挛:负荷量,10%CG,10～20 mL,iv(缓慢)。维持量,10%CG,20 mL+5%GLU,500 mL,ivgtt。
慢性低血钙	维生素 D 缺乏、甲状旁腺功能减退:Ca^{2+}钙和维生素 D 制剂(CG)。目标是维持血清 Ca^{2+}于正常值下限。
其他	伴低 Mg^{2+}血症者,镁的补充有利于低 Ca^{2+}血症的纠正。

注:CG,葡萄糖酸钙。

3.1.10　高钙血症

3.1.10.1　概述

概念	BCa^{2+}>2.75 mmol/L。
病因	甲状旁腺功能亢进、白血病、多发性骨髓瘤、维生素 D 中毒。
临床表现	轻度:无症状。
	疲乏无力、失眠、抑郁、腱反射迟钝、肌力下降、神志不清。
	恶心、呕吐、便秘,少数合并溃疡病及胰腺炎。
	骨骼疼痛(骨折、畸形)、尿路结石。
	心律失常、洋地黄中毒,多合并高血压。
辅检	ECG:Q–T间期缩短。

3.1.10.2　诊断

诊断	病史+临床表现+ BCa^{2+}。
血钙	Ca^{2+}>2.75 mmol/L。
心电图	辅助性诊断手段。

3.1.10.3　治疗

总则	病因治疗+降血 Ca^{2+}治疗。
手术	切除甲状旁腺腺瘤或增生。
降血钙	袢利尿剂。
	降钙素:抑制骨吸收、增加 UCa^{2+}排泄。
	GC、磷制剂:肠道钙吸收。
	透析:有效降低血 Ca^{2+};对肾功能不全或心功能不全的尤为适用。

注:GC,糖皮质激素。

3.1.11 低磷血症

3.1.11.1 生理

浓度	1.1～1.3 mmol/L。
分布	86%骨骼+牙齿;BP^{5+}指血液中的无机磷。
功能	细胞中核酸的组成部分;细胞膜的必需构成物质;物质代谢和骨骼体液构成的组成部分;参与能量代谢过程;调控生物大分子活性。
途径	肾+肠。

3.1.11.2 概述

概念	BP^{5+}<0.8 mmol/L。
病因	肠道吸收减少:饥饿、禁食、呕吐、腹泻。
	C_2H_5OH中毒、甲状旁腺功能亢进、GC、利尿剂、代谢性酸中毒、DM。
	长期肠外营养未补充磷。
临床表现	轻度:无症状。
	代谢性脑病:易激动、神志障碍、木僵、昏迷。
	神经、肌肉:肌无力,呼吸肌无力。
	胃肠道:食欲下降、呕吐、腹泻。
	重度:心律失常、AHF、心搏骤停、LBP、休克等。

3.1.11.3 诊断

诊断	病史+临床表现+ BP^{5+}。
血磷	P^{5+}<0.8 mmol/L。

3.1.11.4　治疗

总则	病因治疗。
轻度低血磷 无症状	无须处理。每日补充磷 $1\sim2$ g,分次给予。
重度低血磷 有症状	P^{5+}:<0.3 mmol/L:磷酸盐,0.3 mmol/kg,ivgtt。
	P^{5+}:0.3~0.8 mmol/L,磷酸盐,50~60 mmol,ivgtt。
	补 P^{5+} 时注意低 Ca^{2+}、低 Mg^{2+}、低 K^+、水酸碱代谢紊乱。

3.1.12　高磷血症

3.1.12.1　概述

概念	BP^{5+}>1.6 mmol/L。
病因	肾功能不全、甲状旁腺功能低下,排 P^{5+} 减少。
	维生素 D 中毒时促进肠道及肾对磷重吸收。
	甲状腺功能亢进促进溶骨发生。
	急性酸中毒、骨骼肌破坏、高热、恶性肿瘤促进磷向细胞外转移。
临床表现	高 P^{5+} 无症状。
	急性高 P^{5+} 增加钙沉淀,致软组织钙化、肾钙化。
	高 P^{5+} 血症继发低钙血症,低 Ca^{2+} 引起抽搐、心律失常、低血压等。

3.1.12.2　诊断

诊断	病史+临床表现+ BP^{5+}。
血 P^{5+}	P^{5+}>1.6 mmol/L。

3.1.12.3 治疗

总则	病因治疗。
无症状高 P^{5+}	肾正常无须处理。
急性肾衰竭或伴高 P^{5+}	透析。
慢性高 P^{5+}	限制高 P^{5+} 饮食,口服钙盐、$Al(OH)_3$。

3.2 酸碱平衡失调

3.2.1 代谢性酸中毒（MAC）

3.2.1.1 概述

概念	ECH 的 H^+ 上升或 HCO_3^- 下降致 pH 下降,特征是原发性 HCO_3^- 下降。
病因	碱性物质丢失过多(严重腹泻等)。
	肾脏排酸保碱功能障碍(RF、RTA)。
	酸性物质产生过多(缺氧)。
	外源性摄入过多,HCO_3^- 过度消耗(阿司匹林)。
	高 K^+ 血症。
代偿机制	缓冲系统:血液中增多的 H^+ 立即被血浆缓冲系统进行缓冲,HCO_3^- 等缓冲碱被消耗。
	呼吸中枢:H^+ 上升,兴奋呼吸中枢,加快 CO_2 呼出,降低 H_2CO_3 浓度,维持 HCO_3^-/H_2CO_3 正常,从而使 pH 正常。
	肾:增加 H^+ 和 NH_4^+、HCO_3^- 回收。

3.2.1.2　诊断

临床表现	轻度MAC:无症状。
	重度MAC:疲乏、眩晕、嗜睡、烦躁。
	典型症状:Kyssmaul呼吸。
	KA:酮味、HR上升、BP下降、腱反射减弱、神志不清。
	恶心、呕吐、腹痛、腹泻。
	心律不齐、急性肾功能不全、休克。
病史	腹泻、肠瘘、休克。
症状	深而快的呼吸。
生化	pH<7.35,HCO_3^-下降(明显)。
血气分析	代偿期:pH可在一定范围内,但HCO_3^-、BE和$PaCO_2$均有一定程度降低。
	参数:SB下降、AB下降、BB下降、BE负值加大、pH下降、$PaCO_2$下降、AB<SB。

注：KA，酮症酸中毒。

3.2.1.3　治疗

总则	治疗原发病。
分类治则	LA:控制感染、补液。
	DKA:补液、INS、纠正电解质紊乱。
轻症	HCO_3^-(16~18 mmol/L):无须治疗。
重症	HCO_3^-(<10 mmol/L):立即输液和碱剂治疗。
	机制:$NaHCO_3 \rightarrow HCO_3^- \rightarrow H_2CO_3$(结合$H^+$)$\rightarrow CO_2 \rightarrow$肺排出;体内$H^+$下降;$Na^+$提高ECF的OP和BV。
	负荷剂量:5%$NaHCO_3$,100~250 mL,ivgtt,2~4 h后依据ABG和电解质调整。
其他	注:5%$NaHCO_3$输入过快过多可致高Na^+和高渗透压。纠正酸中毒过度可致低K^+和低Ca^{2+}。

注：LA，乳酸性酸中毒；OP，渗透压；BV，血容量。

3.2.2 代谢性碱中毒（MAL）

3.2.2.1 概述

概念	ECF的碱增多或 H^+ 下降致 pH 上升；特征：原发性 HCO_3^- 上升。
病因	酸性物质丢失过多（剧烈呕吐、HCO_3^- 重吸收增加、ALD 上升）。
	碱性物质摄入过多（$NaHCO_3$、库存血）。
	H^+ 向细胞内移动（低 K^+ 血症：H^+–K^+ 泵激活→MAL）。
	反常性酸性尿：肾小管细胞缺 K^+，H^+ 排出，HCO_3^- 重吸收，尿液呈酸性。
代偿机制	呼吸中枢：H^+ 下降，呼吸中枢抑制，减少 CO_2 呼出，升高血液中 H_2CO_3 浓度，使 HCO_3^-/H_2CO_3 比值接近正常，降低血 pH。
	肾：碳酸肝酶活性降低，减少 H^+ 下降和 NH_4^+ 下降，HCO_3^- 重吸收减少。

注：ALD，醛固酮。

3.2.2.2 诊断

临床表现	轻度 MAL：无症状。
	重度 MAL：神经、呼吸、心血管多系统受损。
	神经、肌肉系统：烦躁、谵妄、肌肉抽动、腱反射亢进。
	呼吸系统：呼吸浅慢。
	心血管系统：心律失常、传导阻滞、BP 下降、SCA。
病史	根据病史可做初步诊断。
症状	浅而慢的呼吸。
血气分析	代偿期：pH 可正常，但 HCO_3^- 上升和 BE 上升。
	失代偿期：pH 和 HCO_3^- 上升（明显），$PaCO_2$ 正常。
	参数：SB 上升、AB 上升、BB 上升、BE 正值加大、pH 上升、$PaCO_2$ 下降、AB>SB。

注：SCA，心搏骤停。

3.2.2.3 治疗

总则	首先是积极治疗原发病。
轻症	MAL(胃液丧失):输注RS或GS,既恢复ECF又补充Cl^-。
	MAL(伴低K^+):补液同时补KCl,K^+交换出细胞中的H^+。
	通过补K^+,可以促进肾脏排泄HCO_3^-,有利于加速碱中毒的改善。
重症	指导原则:迅速中和ECF中过多的HCO_3^-。
	HCl,100 mL(1 mol/L)+0.9%NaCl(5%GLU),1000 mL,ivgtt(中心静脉导管);滴速:25~50 mL/h。
	注:每4~6 h后查ABG和电解质。

注:RS,林格氏液;GS,葡萄糖盐水。

3.2.3 呼吸性酸中毒(RAC)

3.2.3.1 概述

概念	CO_2排出障碍或吸入过多致pH下降,特征:H_2CO_3上升(原发性)。
病因	CO_2排出障碍:颅脑损伤、呼吸中枢抑制、呼吸机使用不当。
	急性RAC:喉头水肿、异物堵塞、溺水。
	慢性RAC:COPD、哮喘、呼吸肌麻痹、气胸。
	通气障碍:肺水肿、肺气肿、肺炎。
	CO_2吸入过多:环境中CO_2上升。
代偿机制	急性RAC:细胞内外离子交换系统、细胞内缓冲系统。
	慢性RAC:$PaCO_2$上升,H^+上升,碳酸肝酶活性增高,H^+和NH_4^+排泄增加,HCO_3^-重吸收增加。

3.2.3.2 诊断

临床表现	呼吸困难、头痛、烦躁、视物模糊、谵妄、昏迷。
	脑水肿、脑疝、呼吸骤停。
	pH下降和CO_2上升可致血管扩张、心律失常、BP下降。
	慢性RAC(COPD症状):咳嗽、气促、呼吸困难。
病史	病史+症状,提示RAC。
血气分析	参数:SB上升、AB上升、BB上升、BE正值加大、pH下降、$PaCO_2$上升、AB>SB。

3.2.3.3 治疗

总则	去除原因,改善通气,排出CO_2。
治则	气道阻塞:插管,通气。
	呼吸中枢抑制(吗啡):纳洛酮。
	慢性RAC:治疗原发病,控制感染,扩张小支气管,排痰。

3.2.4 呼吸性碱中毒（RAL）

3.2.4.1 概述

概念	肺通气过度引起$PaCO_2$下降、pH上升;特征:H_2CO_3下降(原发性)。
病因	脑血管障碍、脑炎、脑外伤:刺激呼吸中枢致通气过度。
	癔病:发作引起精神性通气过度。
	水杨酸:兴奋呼吸中枢。
	呼吸机使用不当:致RAL。
	机体代谢亢进(高热、创伤、败血症):可刺激呼吸中枢致通气过度。
	低氧血症:刺激呼吸运动增强。
代偿机制	急性RAL:细胞内外离子交换系统、细胞内缓冲系统。
	慢性RAL:肾小管上皮排泄H^+下降和NH_3下降,血浆中HCO_3^-代偿性降低。

3.2.4.2　诊断

临床表现	呼吸急促、HR 上升、肌震颤、手足麻木。
	眩晕、神志淡漠、意识障碍。
	脑血管收缩,脑血流量减少。
	RAL 提示预后不良, ARDS 前兆。
诊断	病史+临床表现,多可诊断。
ABG	pH 上升、$PaCO_2$ 下降、AB<SB;代偿后, SB 下降、AB 下降、BB 下降、BE 负值加大。

3.2.4.3　治疗

总则	治疗原发病、去除过度通气。
治则	急性 RAL:吸入 5%CO_2 的混合气体,反复屏气,反复吸回呼出的 CO_2(纸袋罩住口鼻)。
	精神性通气过度:镇静剂。
	呼吸机使用不当:调整 RR 和 VT。
	危重病人或中枢神经病变:药物阻断自主呼吸,呼吸机辅助呼吸。
	手足抽搐:CG,ivgtt。

注:RR, 呼吸频率；VT, 潮气量；CG, 葡萄糖酸钙。

3.2.5　双重酸碱平衡失衡

3.2.5.1　概念

酸碱一致性平衡紊乱	即相加型,两种酸中毒或两种碱中毒并存,pH 同向移动。
酸碱混合型平衡紊乱	即相消型,一种酸中毒与一种碱中毒并存,pH 相向移动。

3.2.5.2 酸碱一致型

	RAC合并MAC	MAL合并RAL
原因	通气障碍:RAC;缺氧:MAC。	过度通气:RAL;胃液丢失:MAL。
病例	RA、SCA、COPD合并HF或休克。	高血氨症、败血症、创伤:过度通气。
	DKA合并肺部感染:LF。	利尿剂或呕吐:MAL。
特点	HCO_3^-下降和$PaCO_2$上升不能相互代偿。	$PaCO_2$下降和HCO_3^-上升无代偿关系。
血气分析	pH下降(明显)并形成恶性循环。	pH上升(明显)。
	SB下降、AB下降、BB下降,AB>SB。	SB上升、AB上升、BB上升,AB<SB。
	K^+上升,AG上升。	K^+下降。

注:RA,呼吸骤停;SCA,心搏骤停。

3.2.5.3 酸碱混合型

	RAC合并MAL	MAC合并RAL	MAC合并MAL
原因	慢性阻塞性肺疾病→呼吸性酸中毒。	糖尿病、肾衰竭或感染性休克及心肺疾病伴发热或机械通气过度。	尿毒症或糖尿病因频繁呕吐而大量丢失H^+和Cl^-。
	呕吐或心力衰竭,应用大量排钾利尿剂→K^+和Cl^-丧失→MAL。	病毒性肝炎、高血氨症。水杨酸、KET、LA生成增多。	严重胃肠炎是呕吐加重腹泻并伴低钾和脱水者。
特点	$PaCO_2$上升和HCO_3^-上升均超过正常代谢范围。	$PaCO_2$下降和HCO_3^-下降不能相互代偿。	HCO_3^-上升和HCO_3^-下降相互抵消。
血气分析	SB上升、AB上升、BB上升,AB<SB。BE上升(正值)。	—	HCO_3^-、pH在正常范围内。
	pH变动不大。正常或略偏高或略偏低。	pH变动不大,甚至在正常范围之内。	$PaCO_2$常在正常范围之内或略高略低波动。

3.2.6 三重性酸碱平衡紊乱

	RAC合并AG增高性MAC和MAL	RAL合并AG增高性MAC和MAL
原因	Ⅱ型LF：CO_2潴留致RAC，可因PaO_2下降，LA上升，引起AG上升的MAC。	RF合并呕吐和发热。
病例	Ⅱ型呼吸衰竭合并呕吐或利尿剂使用不当者。	—
特点	$PaCO_2$上升（明显），AG>16 mmol/L，HCO_3^-上升，Cl^-下降（明显）。	$PaCO_2$下降，AG>16 mmol/L，HCO_3^-上升或HCO_3^-下降，Cl^-下降。

注：LF，肺衰竭；RF，肾衰竭；LA，乳酸。

3.3 休克

3.3.1 概述

概念	①有效循环血量减少；②组织灌注不足；③细胞代谢紊乱；④细胞功能受损。
分类	低血容量性、感染性、心源性、神经源性、过敏性。
病理生理	基础：有效循环血量锐减；组织灌注不足；产生炎性介质。
	创伤、失血、感染直接引起组织灌注不足；细胞炎性反应加重组织灌注不足。
机制	微循环机制（微循环缺血、微循环瘀血、微循环衰竭）。
	细胞器膜损伤；炎症细胞活化及IM上升；SIRS。

注：IM，炎症介质；SIRS，全身炎性反应综合征。

3.3.2 继发性损害

肺	缺氧致表面活性物质减少；输注库存血可造成肺栓塞。
	肺不张、肺水肿、ARDS。
	注：ARDS常发生于休克期，也可发生在稳定后48～72 h。

续表

肾	BP下降、CA上升,GRF下降,少尿。
	血流重新分布,皮质区坏死,发生ARF。
脑	脑血流下降致脑缺氧、脑细胞肿胀。
	脑水肿、颅内压增高、脑疝。
心	冠状动脉血流减少,致心脏局灶性坏死。
	IRI、心律失常、心肌收缩功能下降。
胃肠	休克时肠血流减少70%,致缺血性损伤。
	肠内细菌、内毒素移位,形成肠源性感染,致休克和MODS。
肝	肝缺血致合成与代谢功能降低。
	肝Kuffer细胞激活:释放炎症介质。

注:CA,儿茶酚胺;GRF,肾小球滤过率;IRI,缺血-再灌注损伤。

3.3.3　诊断

分类	代偿期和失代偿期;早期;晚期。
休克早期	皮肤苍白、四肢厥冷、HR上升、BP下降、R上升、UV下降。
	注:积极处理代偿期,防止失代偿期。
休克晚期	神情淡漠、反应迟钝、脉搏细速、BP下降(进行性)。
	皮肤、黏膜、消化道出血,提示DIC。
	进行性呼吸困难,一般吸氧不能改善,提示ARDS。
诊断	病史+临床症状+分期判断。关键是早期发现并准确分期。

3.3.4　监测

3.3.4.1　一般监测

精神 状态	脑组织血流灌注。
	神志清楚,反应良好:提示血流尚可。
	表情淡漠、不安、谵妄:提示脑血流不良。
皮肤	体表血流灌流。
	松压指甲或口唇色泽迅速恢复:提示末梢循环尚可。
血压	SBP<90 mmHg,SBP-DBP<20 mmHg:提示休克。
脉率	休克早期:P上升,BP正常。
	休克失代偿期:P上升,BP下降。
	休克好转:脉率恢复,而BP可正常或低于正常。
	注:心血管药物、基础性心脏病会影响脉率和血压的判断。
尿量	肾血流灌注。
	UV<25 mL/h,SG上升:提示肾血流不足;BP正常UV偏低者:提示ARF可能。
	UV>30 mL/h:提示休克好转。
	注意:神经垂体的尿崩现象。尿路损伤所致少尿与休克无尿的区别。

注:UV,尿量。

3.3.4.2　特殊监测

CVP	右心房和胸腔段腔静脉内压力,提示全身BV与右心功能的关系。
	正常值:5～10 mmH$_2$O。
	<5 mmH$_2$O:提示血容量不足。
	>15 mmH$_2$O:提示心功能不全、肺循环阻力增高。
	>20 mmH$_2$O:提示充血性心力衰竭。
	注:动态监测。

续表

ABG	PaO_2(80～100 mmHg):<60 mmHg,吸入纯氧仍无改善提示 ARDS 先兆。
	$PaCO_2$(36～44 mmHg):45～50 mmHg 提示肺泡通气功能障碍。
	注:BD 提示全身酸中毒情况。
动脉血乳酸盐	乳酸盐水平提示休克程度。乳酸水平与预后密切相关,持续性高乳酸血症提示死亡率增加。
	正常值:1～1.5 mmol/L,危重症者:可达 4 mmol/L。
DIC	PLT<80×10⁹/L。PT 时间比对照组延长 3 s 以上。FIB<1.5 g/L 或 FIB 下降(进行性)。3P 试验(+)。血涂片:RBC(破碎)>2%。
	DIC:5 项检查中出现 3 项异常。

注:BV,血容量;BD,碱缺失。

3.3.5 治疗

3.3.5.1 紧急治疗

范畴	治疗原发病:制动(创伤)、止血、保障呼吸通畅。
措施	头和躯干抬高 20°～30°,下肢抬高 15°～20°。
	建立静脉通路,维持血压。
	早期给予面罩或鼻管吸氧。
	注意保暖。
原则	保证呼吸通畅;控制出血;扩容(胶体+晶体)。

3.3.5.2 纠正酸碱平衡失调

病理生理	酸性内环境:抑制心肌、平滑肌和肾功能。
	过度换气:低 H_2CO_3 血症、RAL。
	ALK 时 O_2 不易从 HB 释出,故不使用碱性药物。
	酸性环境有利于 O_2 与 HB 解离,增加供氧。

总则	宁酸毋碱。
措施	适时适量给予碱性药物。
其他	保证呼吸功能完整,再使用碱性药物。

注:RAL,呼吸性碱中毒;ALK,碱中毒。

3.3.5.3　血管活性药物应用

总则	容量复苏+药物治疗,可提升BP改善循环。
血管收缩剂	DA[<10 μg/(min·kg)]:兴奋β_1和DAR,增强心肌收缩力和增加心排血量,扩张肾和胃肠血管。 DA[>15 μg/(min·kg)]:主要兴奋α受体,增加外周血管阻力。 抗休克时采取小剂量。提升血压:小剂量DA与缩血管药物合用,而不增加DA剂量。
	DBA:增强心肌收缩力>DA,增强CO,降低PCWP。
	NE:兴奋α受体为主,轻度兴奋β受体,兴奋心肌,收缩血管,升高BP。
	MET:间接兴奋α、β受体,作用与NE相同,但弱。
	INE:增强心肌收缩,兴奋β受体,作用强大,不用于CS。
	注:NE和DBA联用是治疗感染性休克最佳方案。
血管扩张剂	α受体阻滞剂(PTA、PBA):解除NE引起的血管收缩和微循环淤滞,增强左室收缩力。
	抗胆碱能药(ATP、654-2、SCOP):舒张血管,改善微循环,保护细胞器膜。
	多用于感染性休克的治疗。
强心药	DA和DBA:兴奋α、β受体,兼有强心功能。
	CDL:增强心肌收缩力,减慢HR。
	用药指征:液体补足,但BP仍低,CVP提示前负荷已足够。
用药选择	先扩容后升压。
	扩容时适当升压,但剂量不能太大,时间不能太长。

注:DA,多巴胺;DBA,多巴酚丁胺;CO,心排血量;NE,去甲肾上腺素;MET,间羟胺;INE,异丙基肾上腺素;CS,心源性休克;PTA,酚妥拉明;PBA,酚苄明;ATP,阿托品;654-2,山莨菪碱;SCOP,东莨菪碱;CDL,毛花苷丙。

3.3.5.4 其他

详见"3.3.6.2章节"。

3.3.6 低血容量性休克

3.3.6.1 失血性休克概念

概念	体液迅速丢失>20%总血量,导致有效循环血量不足。
范畴	低血容量性休克包括:失血性休克和创伤性休克。
病因	大量出血、体液丢失、液体积存于第三间隙。
临床表现	CVP下降、RBV下降、CO下降致LBP。
	血管收缩、阻力增加、HR上升。
	组织损害、器官功能不全。
代偿	年轻者:代偿能力强。
	老年者:常因伴心血管疾病,大出血时往往发生心力衰竭,同时出现HS和CS。

注:RBV,回心血量;HS,失血性休克;CS,心源性休克。

3.3.6.2 失血性休克补液治疗

原则	控制出血、补充BV、治疗原发病。
补血	输液量:BP、CVP。
	建立≥1条静脉通路(含中心静脉通路),可同时补液,加压输液。
	晶体液:容量复苏的第一选择。
	胶体液:恢复BV,维持PUMCH,维持COP。
	HB>100 g/L:不必输血;HB<70 g/L:输浓缩红细胞;HB 70～100 g/L:综合评估。
	注:休克发生的最初6 h是纠正休克的黄金时段。
止血	补液反应差,提示有活动性出血。
	补充BV同时手术。
其他	纠正休克同时纠正酸中毒,适时NaHCO$_3$治疗。

注:PUMCH,血流动力学;COP,胶体渗透压。

3.3.6.3 中心静脉压与补液关系

CVP	BP	原因	处理原则
低	低	BV 严重不足	充分补液
低	正常	BV 不足	适当补液
高	低	CDF 或 BV 相对过多	强心、纠酸、扩血管
高	正常	容量血管过度收缩	扩血管
正常	低	CDF 或 BV 不足	补液试验

注：CDF，心功能不全。

3.3.7 创伤性休克

概念	体液积存于体腔和组织内,至 BV 下降(急剧)。
范畴	低血容量性休克:HS 和 TS。
特征	系统性反应:软组织损伤、骨折、血液丢失。
	创伤过程中缺血再灌注损伤引发多种细胞因子和化学因子释放,诱发休克。
	创伤性休克更易导致 MODS。
治则	控制 SIR 的进展。
措施	控制出血、扩容、纠正缺氧、处理软组织损伤。
	适当的镇痛和镇静。
	妥善临时固定受伤部位。
	紧急处理开放性或张力性气胸、连枷胸。
	创伤性休克治疗后,建议使用抗生素预防感染。
	注:BP 初步回升或稳定后再手术。

注：TS，创伤性休克。

3.3.8 感染性休克（内毒素性休克）

3.3.8.1 概述

概念	机体对宿主-微生物应答失衡所致的休克。
	腹膜炎、胆囊炎、肠梗阻等GNR感染性疾病。
	血管内皮细胞损伤，IM释放，引发SIRS。
SIRS	T>38 ℃或<36 ℃；HR>90次/分；R>20次/分或$PaCO_2$<4.3 kPa（过度通气）；WBC>12×10^9/L 或<4×10^9/L，或 WBC（未成熟）>10%。
诊断	SIRS；细菌培养（或临床感染）；休克。
分型	高动力型：高排低阻型、暖休克。
	低动力型：低排高阻型、冷休克。
	暖休克少见，部分GPB感染的早期休克；GPB感染加重时也表现为冷休克。冷休克多见，由GNR感染。两种类型休克晚期，均呈低排低阻型。

注：GNR，革兰阴性杆菌；GPB，革兰阳性菌。

3.3.8.2 临床表现

临床表现	冷休克	暖休克
神志	躁动、淡漠或嗜睡	清醒
皮肤色泽	苍白、发绀	淡红、潮红
皮温	湿冷、冷汗	温暖、干燥
CAP充盈时间	延长	1~2 s
P	细速	慢、搏动清楚
SBP–DBP	<30 mmHg	>30 mmHg
UV	<25 mL/h	>30 mL/h

3.3.8.3　治疗原则

特点	病理复杂,治疗困难,DR:30%～50%。
治疗	病因治疗。
原则	休克纠正以前,着重治疗休克,同时治疗感染;休克纠正后,着重治疗感染。
其他	集束化治疗:早期应用抗生素、纠正低氧代谢、动态评估等。

3.3.8.4　集束化治疗

	发病3 h内应完成:
1	检测血清乳酸水平。
2	应用抗生素前行血培养。
3	予以广谱抗生素治疗。
4	LBP或LA≥4 mmol/L,补充晶体液(30 mL/kg)。
	发病6 h内应完成:
5	初始扩容后,LBP未缓解,给予血管加压药,使MAP≥65 mmHg。
6	初始补液后持续性LBP(MAP<65 mmHg)或初始LA≥4 mmol/L,选A项或B项评估BV。
	A.初始补液后,重新测定生命体征、心肺功能、CAP充盈度、HR、皮肤状态。
	B.测量其中2项:平均CVP;平均$ScvO_2$;心血管超声(床边);抬高下肢(补液试验),动态评估病人反应。
7	若初始LA上升,再次测评。

注:MAP,平均动脉压;LA,乳酸。

3.3.8.5　控制感染

治疗原则	处理原发灶和抗感染并重。
病菌未明	经验性给药,或广谱抗生素。
	腹腔感染:CPs、第三代头孢菌素、抗厌氧菌。
病菌明确	根据药敏试验结果精准抗菌。
集束化治疗	SS或IS:1 h内应用抗生素。

注:CPs,碳青霉烯类;SS,脓毒症;IS,感染性休克。

3.3.8.6 纠正酸碱平衡

流行病学	IS常伴ACI,且发生早。
治疗方法	两条通路:一路扩容;另一路纠酸(5%NaHCO₃,200 mL,ivgtt)。
评估	ABG。
其他	同酸碱紊乱治疗。

注:ACI,酸中毒。

3.3.8.7 皮质激素治疗

机制	抑制IM释放,稳定LYS膜,缓解SIRS。
原则	限于早期、用量宜大。
剂量	10~20倍正常量。
时间	维持不宜超过48 h。
危害	黏膜损害、免疫抑制。

注:LYS,溶酶体。

3.4 弥散性血管内凝血（DIC）

3.4.1 病因

	细菌:GNB(MC、EC)、GPB(SA)。	
严重感染	病毒:EHFV、HBV、HCV。	
	立克次体:斑疹伤寒。	
	其他:疟疾、钩端螺旋体。	
恶性肿瘤	肿瘤分泌的CF,诱发DIC。	
病理产科	AFE、SB、HPD、UOR、PA、PP。	

手术/创伤	子宫、胎盘富含TF,手术及创伤释放TF,诱发DIC。
	大面积烧烧、严重挤压伤、骨折。
严重中毒	蛇咬伤易致DIC。
免疫反应	输血反应、移植排斥。
其他	恶性BP、重症肝炎、溶血性ANE、DKA、中暑。

注：MC,脑膜炎球菌；EC,大肠埃希菌；SA,金葡萄球菌；CF,细胞因子；TF,组织因子。

3.4.2 发病机制

组织损伤	感染、肿瘤、创伤、手术等导致TF释放入血,激活凝血。
	蛇毒直接激活FX及凝血酶原。
血管内皮损伤	炎症、抗原抗体反应、缺氧引起血管内皮损伤,导致TF释放启动凝血。
PLT活化	药物、炎症、缺氧等诱发PLT聚集及释放,集合凝血。
纤溶系统激活	各种致病因素激活纤溶系统,致凝血-纤溶平衡失调。
始动机制	炎症、肿瘤、受损组织致TF过度表达和释放。
关键机制	凝血酶与纤溶酶是血栓形成、CF下降、纤溶亢进的关键。

3.4.3 病理生理

微血栓形成	微血栓形成是DIC的基本特征。
	部位:肺、肾、脑、肝、心、胃肠。
	类型:FIB血栓、FIB-PLT血栓。
凝血功能异常	高凝状态:早期DIC。
	低凝状态(消耗性):出血倾向,PT上升(显著),PLT下降、CF下降,是DIC的主要临床特点(时间较长)。
	纤溶亢进(继发性):DIC后期,凝血激活的同时,部分DIC的主要病理过程。
微循环障碍	CAP微血栓形成、BV下降、血管收缩功能失调、心功能受损。

注：CF,凝血因子。

3.4.4 临床表现

出血倾向	自发性、多发性出血,多见于皮肤、黏膜、伤口、内脏。
休克和微循环衰竭	一过性或持续性BP下降。
	肢体湿冷、少尿、呼吸困难、发绀、神志改变。
	休克程度与出血量不成比例。
	顽固性休克提示DIC严重、预后不良。
微血管栓塞	浅层微血栓(皮肤、消化道的黏膜):局部坏死和溃疡较少见。
	深部微血栓:器官衰竭,表现为顽固性休克、LF、RF。
微血管病性溶血	进行性ANE,程度与出血量不成比例。

3.4.5 国内诊断标准

临床表现	DIC的基础疾病。
	多发性出血倾向。
	微循环衰竭或休克(原发病不能解释)。
	多发性微血管栓塞的症状、体征:皮肤/黏膜坏死,LF、RF、BF。
实验室检查指标	诊断:同时3项异常。
	PLT<100×10⁹/L或PLT下降(进行性);LD、LEU:PLT<50×10⁹/L。
	FIB<1.5 g/L,或>4 g/L,或FIB下降(进行性);LEU<1.8 g/L,LD<1 g/L。
	3P(+)或FDP>20 mg/L;LD、LEU:FDP>60 mg/L,或DD上升,或DD(+)。
	PT下降,或上升3 s以上,LD、LEU延长5 s以上,或APTT下降,或上升10 s以上。

注:LD,肝病;LEU,白血病。

3.4.6 鉴别诊断

3.4.6.1 重症肝炎

	DIC	重症肝炎
微循环衰竭	多见,早	少见,晚
黄疸	多见,早	重,极常见
肾功能损伤	多见,早	少见,晚
RBC破坏	多见(50%～90%)	罕见
FVⅢ:C	降低	正常
DD	增加	正常或轻度增加

3.4.6.2 血栓性血小板减少性紫癜

	DIC	TTP
起病及病程	多数急骤、病程短	可急可缓、病程长
微循环衰竭	多见	少见
黄疸	轻,少见	较重,极常见
FVⅢ:C	降低	正常
vWF裂解酶	多为正常	多为显著降低
血栓性质	FIB血栓为主	PLT血栓为主

3.4.6.3 原发性纤维蛋白溶解亢进

	DIC	原发性纤溶亢进
病因或基础疾病	种类多	手术、产科意外
微循环衰竭	多见	少见
微血栓栓塞	多见	罕见
微血管病性溶血	多见	罕见
PLT	下降	正常

续表

	DIC	原发性纤溶亢进
PLT活化产物	上升	正常
DD	上升或(+)	正常或(−)
RBC形态	破碎或畸形	正常

3.4.7　治疗

3.4.7.1　治疗基础疾病及消除病因

总则	治疗基础疾病。
方案	控制感染。
	治疗肿瘤。
	处理病理产科和外伤。
	纠正缺氧、缺血和酸中毒。

3.4.7.2　抗凝治疗

总则	目标:终止DIC、减轻器官损伤、重建凝血-抗凝平衡。
	方案:处理基础疾病+补充CF。
使用方法	UFH:急性DIC:12500 U/d(10000～30000 U/d),<5000 U/6 h,ivgtt,3～5 d(连续)。
	LMWH:75～150 IU,ih,qd/bid,3～5 d(连用)。
适用症	①DIC早期;②PLT下降(进行性)、CF下降(进行性),微血管栓塞明显;③补充CF情况下使用(消耗性低凝期短期不能去除病因)。
禁忌症	①创面(手术或损伤)未止血;②近期有大咯血或有大量出血的活动性消化性溃疡;③蛇毒所致DIC;④DIC晚期(CF缺乏+纤溶亢进)。
监测	普通肝素常用APTT作为其血液学监测指标,肝素治疗使其延长为正常值的1.5～2倍时间即为合适剂量。
	PRTM:1 mg可中和UFH 100U。
	LMWH无须血液学监测。

注:UFH,普通肝素;LMWH,低分子量肝素;PRTM,鱼精蛋白。

3.4.7.3 替代治疗

指征	PLT下降或CF下降,经病因及抗凝治疗效不佳,有明显出血者。
新鲜冷冻血浆等血液制品	剂量:10~15 mL/kg。
PLT悬液	PLT<20×10⁹/L;或PLT<50×10⁹/L出血的DIC患者。
FIB	首剂量:2~4 g,ivgtt。总剂量:8~12 g/24 h,q3d。目标:FIB,1 g/L。
FVⅢ及凝血酶原复合物	SLD合并DIC。

注:SLD,严重肝病。

3.4.7.4 其他

纤溶抑制药物	DIC病因和诱因已经去除或控制,明确诊断纤溶亢进。
	继发性纤溶亢进是迟发性出血的主要或唯一原因。
溶栓疗法	原则上不用溶栓剂。
DEX	①基础疾病需要DEX治疗者;②DIC已经有效抗感染者;③并发肾上腺皮质功能不全者。

3.5 急性肾衰竭（ARF）

3.5.1 概述

概念	肾脏功能在几小时至几天内减退,肾清除能力下降,GFR下降,水、电解质和酸碱紊乱,氮代谢产物蓄积。
	ARF归类于AKI。
肾前性	急性血容量不足:出血、消化道液第三间隙转移。
	心排血量降低:充血性心力衰竭、CMI、心律失常、肺栓塞。

续表

肾前性	有效循环血量减少或重新分布:严重浓度血症、过敏反应、肝肾综合征。
	肾血管阻力增加:肾血管病变、药物。
	病理:初始为功能性改变,可发展为ATN、AKI。
肾性	肾缺血和肾毒素致ATN多见。
	肾缺血:大出血、休克、抗原抗体反应。
	肾毒物:GM、EDTA;Bi、Hg、Al、As;药物:阿昔洛韦、DDP、AIB、CSA;有机溶剂:CCl_4、$(CH_2OH)_2$、C_6H_6、$C_{10}H_{20}O$;蛇毒、蕈毒。
肾后性	尿路梗阻致梗阻以上部分积水。
	肿瘤、前列腺增生等引起尿路积水。

注:ATN,急性肾小管坏死;GM,庆大霉素;EDTA,卡那霉素;AIB,两性霉素;CSA,环孢素A。

3.5.2 ARF分期分级

3.5.2.1 ADQI的RIFLE分期诊断标准

分级	Cr或GFR	UV
危险期	1.5Cr,或GFR下降>25%。	<0.5 mL/(kg·h)×6 h。
损伤期	2Cr,或GFR下降>50%。	<0.5 mL/(kg·h)×12 h。
衰竭期	3Cr,或GFR下降>75%,或Cr≥4 mg/dL(350 μmol/L),且增幅≥0.5 mg/dL(44 μmol/L)。	<0.3 mL/(kg·h)×24 h,或无尿×12 h。
肾功能丧失期	肾功能完全丧失(需要RRT>4周)。	—
终末肾病期	肾功能完全丧失>3月。	—

3.5.2.2 AKI的AKIN分期标准

分期	Cr	UV
1期	≥0.3 mg/dL,或≥50%。	<0.5 mL/(kg·h)(>6 h)
2期	200%~300%。	<0.5 mL/(kg·h)(>12 h)
3期	>300%,或在≥4 mg/dL的基础上,增幅≥0.5 mg/dL。	<0.3 mL/(kg·h)×24 h,或无尿×12 h。

3.5.2.3　KDIGO分期标准

分期	C	UV
1期	≥0.3 mg/dL(≥26 μmol/L);增至1.5~1.9倍基础值。	<0.5 mL/(kg·h),6~12 h(持续)。
2期	增至2~2.9倍基础值。	<0.5 mL/(kg·h),≥12 h(持续)。
3期	≥4 mg/dL(≥353.6 μmol/L);增至3倍基线以上;或启动RRT;或<18岁,eGFR下降<35 mL/(min·1.73 m²)。	<0.3 mL/(kg·h),≥24 h(持续),或无尿≥12 h。

3.5.3　ARF临床表现

3.5.3.1　少尿期（无尿期）

概述	7~14 d(AVE:5~6 d)。
	少尿期越长,病情越重,预后越差。
UV	特征:骤减或渐减;少尿:<400 mL/24 h;无尿:<100 mL/24 h。
AZO	GFR下降,含氮物质不能经肾排泄而聚集于血。
	尿毒症:AZO时,$C_{10}H_{20}O$、TZG等毒性物质增加。
	临床表现:恶心、呕吐、乏力、头痛、烦躁、意识模糊。
水过多	少尿期延长,体内水大量集聚(含内生水),致水过多、WIT、HF、LE、BE。WIT是ARF的主要死因之一。
电解质紊乱	高K^+血症:少尿或无尿时K^+排出受限,加之高代谢或酸中毒,K^+释放到ECF。K^+上升是ARF死亡的原因之一。
	高Mg^{2+}血症:Mg^{2+}与K^+呈平行改变,致神经肌肉传导障碍,出现LBP、肌力减弱、呼吸抑制、SCA。
	低Na^+血症:水过多致稀释性低Na^+血症,加之胃肠道、利尿失钠,可致细胞水肿,出现疲乏、嗜睡、定向消失。
	低Cl^-血症,多见于呕吐、腹泻、利尿剂治疗,表现为呼吸浅、抽搐等ALK症状。
	注:低Na^+血症和低Cl^-血症同时存在。
	高P^{5+}低Ca^{2+}血症:P^{5+}上升,$P^{5+}+Ca^{2+}→Ca_3(PO_4)_2$,$Ca^{2+}$下降致肌肉抽搐,加重$K^+$对心肌的毒性。

续表

ACI	酸性代谢产物集聚和 HCO_3^- 下降,加重高 K^+ 血症。
	临床表现:呼吸深快、呼气带酮味、面部潮红;胸闷、气急、嗜睡;LBP、心律失常,SCA。
其他	全身并发症:心血管系统、消化系统、神经系统、贫血和 DIC。

注:AZO,氮质血症;WIT,水中毒;SCA,心搏骤停;ALK,代谢性碱中毒。

3.5.3.2 非少尿型急性肾衰竭

概念	进行性 AZO 期内,维持 UV>400 mL/d,甚至 1000~2000 mL。
机制	肾单位受损程度不一,相应肾小管重吸收显著障碍。
	肾单位受损相同,但肾小管重吸收障碍在比例上加重。
	肾髓质形成高渗能力下降,致髓袢水分重吸收减少。
临床	与少尿型比较,症状轻,进程慢,严重的水、电解质和酸碱平衡紊乱,胃肠道出血减少。但高 K^+ 血症的 IR 与少尿型相近,DR 高达 26%。

3.5.3.3 多尿期

概念	少尿或无尿后的 7~14 d,UV>800 mL/24 h。
	一般 14 d,UV≥3000 mL/24 h。
病理	早期(开始 1 周):肾小管功能尚未恢复,UV 明显增加,但 BUN 上升、Cr 上升、K^+ 上升,尿毒症并未改善。
	中期:肾功能继续恢复,UV 大幅度增加,出现 K^+ 下降、Na^+ 下降、Ca^{2+} 下降、Mg^{2+} 下降和脱水现象,AZO 和水电解质失衡仍存在。
	后期:BUN、Cr 开始下降,病情好转。

3.5.3.4　恢复期

临床	恢复早期ATN多无症状;体质虚弱、乏力、消瘦。
病理	肾小球滤过功能多在3～6个月恢复,部分病例1年以上才恢复。
预后	肾功能持久不恢复,提示永久性肾损害,少数转变为慢性RIS。

注:ATN,急性肾小管坏死;RIS,肾功能不全。

3.5.4　诊断

病史	肾前性、肾性、肾后性因素。
	肾病、肾血管疾病。
临床	水肿、颈静脉充盈、水电解质平衡。
	HF、LE、心律失常。
尿液	酱油色尿:提示溶血。肾前性:尿浓缩、SG上升、OP上升。肾性:等渗尿,SG:1.010～1.014。
	肾衰竭管型(ATN):宽大的棕色管型。AGN:RBC管型及蛋白;APN:WBC管型。
血液检查	Eos上升提示AIN;ANE(轻中度)提示体液潴留。
	监测ABG。监测BUN、Cr、CCr。
标志物	Cr和UV是AKI分期的依据。
	Cys-C、NGAL、IL-8、肾损伤分子。
活检	没有明确病因的肾实质性急性肾衰竭。

注:AGN,急性肾小球肾炎;APN,急性肾盂肾炎;AIN,急性间质性肾炎;CCr,Cr清除率。

3.5.5　功能性AKI与急性肾小管坏死少尿期尿液变化比较

	AKI(功能性)	ATN
SG	>1.020	<1.015

续表

	AKI(功能性)	ATN
POP(mOsm/L)	>500	<350
UNa$^+$[mmol(mEq)/L]	<20	>20
UCr/BCr	>40	<20
UPro	(−)至微量	(+)
镜检	基本正常	管型(透明、颗粒、细胞)、RBC、WBC、EC(变性坏死)。

注：EC，上皮细胞。

3.5.6 治疗

3.5.6.1 少尿期常规治疗

液体管理	轻度AKI:补足容量,改善低灌注,防止新低灌注。
	重度AKI或ARF:严格限制水钠摄入。纠正原有的体液缺失后,原则:"量出为入"。每日输液量= UV(前日)+400 mL。发热者每增加1 ℃,入液量增加100 mL。
电解质、酸碱平衡	Ca^{2+}对抗K$^+$心脏毒性(K$^+$>5.5 mmol/L):10%CG,20 mL,iv(缓慢);10%CG,20 mL+GLU,ivgtt。
	K$^+$进入细胞:5%NaHCO$_3$,100 mL,ivgtt; GLU,25 g+ INS,6 U,ivgtt。
	血液透析:K$^+$>6.5 mmol/L,或ECG提示K$^+$。
	补充NaHCO$_3$:HCO$_3^-$<15 mmol/L。
营养支持	合理营养减少PRO分解,减缓BUN、Cr升高,促进细胞修复和再生,提高SR。
	首选EN。
	未接受RRT者,注意AA/NEAA平衡。
控制感染	积极处理感染灶,预防导管相关性感染,避免选用肾毒性药物和含K$^+$制剂。

注：SR，生存率；EN，肠内营养；AA，氨基酸；NEAA，非必需氨基酸。

3.5.6.2　少尿期RRT治疗

概述	替代肾清除水和溶质,同时纠正水、电解质与酸碱平衡。
HD	通过弥散作用,清除血液中的有害物质。血液和透析液分别位于滤过膜两侧。
	对小分子物质(BUN、Cr、K^+、Na^+)清除率高,对中分子物质(IM)清除能力差。
HF	利用滤过膜两侧的压力差,通过超滤(对流和弥散)的方式清除水和溶质。
	清除中、大分子物质,特别是SIRS。
CRRT	连续、缓慢、等渗地清除水和溶质,适合血流动力学不稳定者。
	POP缓慢下降,更好地维持水、电解质和酸碱平衡。
	清除中、大分子和IM,改善SIRS和MODS预后。
腹膜透析	设备和操作简单,无须建立血管通路和抗凝,安全、易于实施。
	血流动力学稳定,有利于营养支持。
	适用于手术后和创伤患者。

注:HD,血液透析;HF,血液滤过;POP,血浆渗透压。

3.5.6.3　多尿期治疗

早期	GFR未恢复,肾小管功能较差,Cr、BUN、K^+继续上升。
中期	UV上升(明显),水、电解质失衡。
	全身情况差、PRO不足,容易感染。
治疗	维持水、电解质和酸碱平衡,控制AZO。
	治疗原发病和防止各种并发症。

注:GFR,肾小球滤过率;AZO,氮质血症。

3.5.7 预防

维持肾脏灌注压	维持CO、MAP和BV,保证肾灌注,防止肾缺血。
避免肾毒性药物	肾脏对毒性药敏感因素:高龄、感染、HF、LC、RIS、LALB、BV不足。
	药物肾毒性:剂量和浓度相关。
	避免同时使用≥2种肾毒性药物。
控制感染	查找感染源、清除感染灶、应用抗生素、预防医源性感染(导管、呼吸机)。
清除肾毒性物质	补液可减轻UMB的肾毒性,预防AKI。
预防造影剂肾损伤	限制剂量、更换试剂(非等离子造影剂)、输注等张液体。

注:CO,心排血量;MAP,平均动脉压;BV,血管容量;UMB,肌红蛋白尿。

3.6 急性肝衰竭(AHF)

3.6.1 概述

概念	肝合成、解毒、排泄、生物转化功能在短期内急剧恶化,出现神志改变(进行性)和CDS。
病因	HV(HAV、HBV、HCV)。
	药物:APAP、CDP、INH、PZA。
	毒物:CCl_4、黄磷、毒菌。
	外科疾病:HCC、LC、PBC、肝外伤、肝切除。
	其他:AFL、AIH、Wilson病。

分类	AHF：2周出现肝衰竭（Ⅱ度以上HBD）。
	SAHF：15 d～26周出现肝衰竭。
分类	CAHF：慢性肝病出现急性LIS。
	CHF：肝硬化出现慢性LIS。
诊断	①急性黄疸性肝炎起病（无肝炎病史）；②2周内极度乏力，伴消化道症状；③Ⅱ级以上的HBD；④PTA≤40%；⑤肝浊音界缩小；⑥黄疸加深。

注：AFL，急性脂肪肝；AIH，自身免疫性肝炎；HBD，肝性脑病；LIS，肝功能失代偿。

3.6.2 临床表现

概况	非特异临床表现：恶心、呕吐、腹痛、缺水、黄疸。
意识障碍	HBD：代谢紊乱、低血糖、酸碱失衡、缺氧、DIC影响脑功能。
	Ⅰ度：反应迟钝、情绪改变。
	Ⅱ度：瞌睡和行为不能自控。
	Ⅲ度：嗜睡但可唤醒。
	Ⅳ度：昏迷不醒，对刺激无反应。
肝臭	呼气烂水果味，肝代谢紊乱，硫醇增多。
出血	FIB下降、CF下降、DIC、皮肤、胃肠出血。
并发症	HRS、BE、LE、循环功能障碍。
辅检	①ALT/AST上升；②血BIL上升；③PLT下降、WBC上升；④Cr上升（BUN上升）；⑤电解质紊乱；⑥ACI；⑦DIC（PT上升、APTT上升、FIB下降、FDP上升、优球蛋白试验阳性）。

注：HRS，肝肾综合征；ACI，代谢性酸中毒。

3.6.3 治疗

3.6.3.1 病因治疗

中毒	原则:药物引起AHF,停用必需药物以外的所有药物。
	APAP中毒不伴ALT/AST上升,先用活性炭,再用N-乙酰半胱氨酸。对乙酰氨基酚中毒伴ALT/AST上升,用N-乙酰半胱氨酸。
	蘑菇中毒:青霉素G、N-乙酰半胱氨酸。
病毒性肝炎	核苷类似物治疗AHF(HBV),预防移植肝感染HBV。
	AHF相关的甲肝、丁肝必须支持治疗。
	HSV、VZV所致的AHF:ACV。
其他	AFL或HELLP综合征:迅速终止妊娠。

注:APAP,对乙酰氨基酚;HSV,疱疹病毒;VZV,水痘带状疱疹病毒;ACV,阿昔洛韦。

3.6.3.2 一般治疗

支持治疗	EN(首选):鼻饲酪氨酸等。
	PN:GLU+BCAA、M/L-CFE、VIT(足量)。
降血氨	VGA、GAA、ASP,ivgtt。
胃肠治疗	FOS:起始用量15 mL,po,3~4次/天;适度:调整用量。
	NEO、MNZ,po;减少肠内菌群。
中枢治疗	ABA、LDP,ivgtt;改善神经递质,恢复大脑功能。
预防出血	补充人血白蛋白。
液体治疗	纠正酸碱失衡和电解质紊乱。

注:VGA,醋谷氨;GAA,谷氨酸;ASP,门冬氨酸;FOS,乳果糖;NEO,新霉素;MNZ,甲硝唑;ABA,氨酪酸;LDP,左旋多巴。

3.6.3.3 特殊治疗

预防感染	全身使用广谱抗生素,必要时用抗真菌药。
防治 MODS	H$_2$RA、PPI:胃肠出血。
	避免肾损害药物。
	预防和治疗 ARDS。
肝性 脑病	E421,0.5～1 g/kg,ivgtt,脱水治疗。
	降温:34～35 ℃为宜。
	AIH 致 HBD 可用激素。
人工肝	灌注、吸附和透析作用,可清除肝代谢产物,并为肝移植做准备。
肝移植	治疗 AHF 最有效的手段。
	用于内科和人工肝疗效不佳者。

注:H$_2$RA,H$_2$受体阻滞剂;PPI,质子泵抑制剂;E421,甘露醇。

3.7 呼吸衰竭（RF）

3.7.1 病因

概念	肺通气和肺换气功能严重障碍,导致低氧血症伴(或不伴)高 H$_2$CO$_3$血症,进而引起病理生理改变和临床表现综合征。
诊断	ABG:PaO$_2$<60 mmHg,伴或不伴 PaCO$_2$>50 mmHg。 注:诊断依据 ABG。
病理	呼吸过程外呼吸、气体运输、内呼吸组成。外呼吸(肺通气和肺换气)任一病变都可导致 RF。
病因	①气道阻塞(炎症、肿瘤、异物、COPD、哮喘急性加重);②肺组织疾病(肺泡、肺间质病变);③肺血管病变(通气血流比例失调);④心脏疾病(肺通气和肺换气不足);⑤胸廓与胸膜疾病(连枷胸、气胸);⑥神经、肌肉疾病。

3.7.2 分类

ABG	Ⅰ型 RF	肺换气功能障碍所致的低氧性呼吸衰竭，ABG：PaO_2<60 mmHg，$PaCO_2$下降或正常。多见于感染、间质性肺病、急性肺栓塞。
	Ⅱ型 RF	肺泡通气不足高碳酸血症性呼吸衰竭，ABG：PaO_2<60 mmHg，$PaCO_2$>50 mmHg，多见于单纯通气不足、COPD。
发病缓急	急性 RF	突发致病因素致肺通气和肺换气不足，短时间内即可发生呼吸衰竭。
	慢性 RF	慢性疾病致呼吸功能逐渐受损，随时间累积发展为RF。机体通过代偿，仍保持生活活动能力。
		慢性RF急性加重：慢性呼吸性疾病并发肺感染、气道痉挛，致病情突然加重，短时间内出现显著的PaO_2下降，$PaCO_2$上升，兼有慢性RF和急性RF特征。
发病机制	泵衰竭	泵衰竭：呼吸泵（驱动或调控呼吸运动的神经、肌肉、胸廓组织）障碍引起的RF。多表现为Ⅱ型RF。
	肺衰竭	肺衰竭：气道阻塞、肺组织和肺血管病变引起肺换气功能障碍造成的RF。表现为Ⅰ型RF，而COPD引起Ⅱ型RF。

3.7.3 低氧血症和高碳酸血症的发生机制

3.7.3.1 肺通气不足

概述	正常静息状态下：4 L/min的有效肺泡通气量，维持正常PAO_2和$PACO_2$。
病理	肺泡通气量减少→PAO_2下降和$PACO_2$上升→O_2和CO_2潴留。
机制	呼吸空气条件下，$PACO_2$=0.863×VCO_2，VCO_2是常数，$PACO_2$与VA成反比。

注：PAO_2，肺泡氧分压；$PACO_2$，肺泡二氧化碳分压；VCO_2，CO_2产生量；VA，肺泡通气量。

3.7.3.2 弥散障碍

概念	O_2 和 CO_2 通过肺泡膜交换障碍。
病理	气体弥散速度与气体(分压差、弥散系数)和肺泡膜(弥散面积、厚度和通透性)相关。
	气体弥散量与血液与肺泡接触时间、CO、HB 含量、V/Q 比例相关。
机制	静息状态下,血液与肺泡接触时间为 0.72 s;血和 O_2 交换时间为 0.25～0.3 s;血和 CO_2 交换时间为 0.13 s;O_2 的弥散能力仅为 CO_2 的 1/20,故弥散障碍以低氧为主。

3.7.3.3 通气血流比例失调

概述	V/Q 比例为 0.8。
	功能性分流:肺泡通气不足,未氧合的静脉血流入动脉血(肺静脉)。
	无效腔样通气:肺泡血流不足,肺泡通气未充分利用。
病理	通气/血流比例仅导致低氧血症,而无 CO_2 潴留。
机制	PaO_2 和 PvO_2 差为 59 mmHg,$PaCO_2$ 和 $PvCO_2$ 差为 5.9 mmHg,二者相差 10 倍。
	O_2 解离曲线:呈 S 形,肺泡 SO_2 处于平台期,无法携带更多的 O_2 以代偿低 PaO_2 区的血氧含量下降。
	CO_2 解离曲线:呈直线,利于通气良好区代偿通气不足区,排出 CO_2。

3.7.3.4 肺内动静脉解剖分流增加

概述	肺动脉内静脉血未经氧合直接流入肺静脉,导致 PaO_2 下降。
病理	提高吸 O_2 浓度,不能提高分流静脉的 PO_2。
	分流量越大,吸 O_2 提高 PaO_2 越差。

3.7.3.5 氧耗量增加

概述	氧耗量增加:寒战、呼吸困难等。
病理	氧耗量增加导致 P_AO_2 下降时,增加通气量可防止缺氧。
	氧耗量增加伴通气功能障碍,可致低 O_2 血症。

3.7.4 低氧血症和高碳酸血症对机体的影响

3.7.4.1 中枢神经

概述	脑组织耗氧量很大,约占全身氧耗量的1/5～1/4。
	大脑皮质对缺氧敏感,完全停止供氧4～5 min,即可发生不可逆的脑损伤。
	低氧对中枢神经系统的影响与缺氧的速度和程度相关。
低氧血症	PaO_2 60 mmHg:注意力不集中、视力减退。
	PaO_2 40～50 mmHg:头痛、不安、定向力与记忆力障碍、嗜睡。
	$PaO_2<30$ mmHg:神志丧失、昏迷。
	$PaO_2<20$ mmHg:神经细胞不可逆损伤。
高碳酸血症	机制:CO_2潴留使脑脊液 H^+上升,影响脑细胞代谢,降低脑细胞兴奋性,抑制皮质活动。轻度的CO_2上升,可间接引起皮质兴奋。
	临床:头痛、烦躁、言语不清、扑翼样震颤、嗜睡、抽搐、呼吸抑制。
肺性脑病	肺性脑病:缺氧和CO_2潴留引起神经精神障碍综合征。
	早期症状:兴奋、烦躁、木僵、视力障碍、发绀。
	机制:低 O_2、CO_2潴留、ACI损伤脑细胞和脑血管。
	病理:①血管扩张,代偿脑缺氧;②血管通透性增加,间质水肿;③Na^+-K^+泵功能障碍,细胞水肿;④GABA上升,神经功能和代谢障碍。

注:GABA,γ-氨基丁酸。

3.7.4.2 循环系统

机制	心肌对缺氧敏感,早期轻度缺氧可致 ECG 异常。
病理	轻度 PaO_2 下降和 $PaCO_2$ 上升可反射性使 HR 上升、心肌收缩力增强、CO 上升。
	缺氧和CO_2潴留,皮肤和腹腔脏器血管收缩,冠状动脉扩张。
	严重缺氧和CO_2潴留,可致心脏活动抑制、血管扩张、BP下降、心律失常。

临床	急性严重缺氧可致VF、SCA。
	长期慢性缺氧可致心肌纤维化、CMI。
	缺氧、PAH、心肌受损,导致CPD。

注:CO,心排血量;VF,心室颤动;SCA,心搏骤停;PAH,肺动脉高压;CMI,心肌梗死;CPD,肺源性心脏病。

3.7.4.3 呼吸系统

概述	低氧对呼吸的影响远小于CO_2潴留。
低氧血症	$PaO_2<60$ mmHg,CBR、ABR兴奋呼吸中枢,呼吸增快;缺氧缓慢加重时,CBR、ABR反应迟钝。
	缺氧直接抑制呼吸中枢,$PaO_2<30$ mmHg呼吸抑制。
CO_2潴留	CO_2:呼吸中枢兴奋剂(强力)。
	$PaCO_2$急剧升高:呼吸加深加快。
	长时间严重的CO_2潴留可致CCR对CO_2的刺激发生适应。
	$PaCO_2>80$ mmHg:抑制和麻醉呼吸中枢。此时禁忌高浓度吸氧,因为此时呼吸仅靠PaO_2刺激PCR来维持;此时若高浓度吸氧,低氧对呼吸中枢的刺激被解除,转而呼吸抑制。

注:CBR,颈动脉体;ABR,主动脉体感受器;CCR,中枢化学感受器;PCR,外周化学感受器。

3.7.4.4 肾功能

RF常合并RIS,若治疗得当,RIS随呼吸功能的好转而恢复。

3.7.4.5 消化系统

RF常合并消化不良、食欲不振、溃疡、AST/ALT上升,若治疗得当,转氨酶消退胃肠功能恢复。

3.7.4.6　呼吸性酸中毒及电解质紊乱

概述	$PaCO_2>45$ mmHg、pH<7.35、$H^+>45$ mmol/L,可致 RAC。
	早期:BP 上升,中枢神经受累(躁动、精神错乱等)。
机制	pH 取决于 HCO_3^-/H_2CO_3 比值,肾调节 HCO_3^- 时限 1~3 d,呼吸调节 H_2CO_3 时限数小时,故 RF 可使 pH 下降(迅速)。
	在持续或严重缺氧者体内,LA 上升、P^{5+} 上升,可致 MAC。
临床	MAC+RAC:意识障碍、BP 下降、心律失常、SCA;Na^+-K^+ 泵障碍可致细胞内酸中毒、高 K^+。
	RAC+MAL(代偿性):慢性 RF,CO_2 潴留缓慢,肾减少 HCO_3^- 排出来维持 pH 恒定,但 CO_2 长期增高,HCO_3^- 持续高水平。
	RAC+MAL(失代偿性):RF 恶化,CO_2 潴留加重,HCO_3^- 不能代偿,pH<7.35。

注:LA,乳酸;MAC,代谢性酸中毒;RAC,呼吸性酸中毒;MAL,代谢性碱中毒。

3.7.5　急性呼吸衰竭的临床表现

概述	低氧所致的呼吸困难和 MODS。
呼吸困难	RF 最早症状:呼吸改变(频率、节律和幅度)。
	较早期:呼吸频率增快。
	病情加重时:呼吸困难、三凹征。
发绀	缺氧的典型表现。$SaO_2<90\%$ 时出现发绀,多见于口唇、指甲。
	发绀程度:还原型 HB 含量、皮肤色素、心功能。
	外周性发绀:末梢循环障碍引起的发绀(SaO_2 正常)。
	中央性发绀:SaO_2 下降降低引起的发绀。
其他	精神神经症状:精神错乱、躁狂、昏迷、抽搐等。
	循环系统:心动过速、心肌损害、BP 下降、心律失常、SCA。
	消化系统:ALT/AST 上升,胃肠道黏膜充血水肿、糜烂、渗血、溃疡,上消化道出血。
	泌尿系统:BUN 上升;尿中出现 Pr、RBC 和管型。

注:SaO_2,动脉血氧饱和度。

3.7.6　急性呼吸衰竭的诊断

ABG	$PaCO_2$上升、pH正常:代偿性RAC。
	$PaCO_2$上升、pH<7.35:失代偿性RAC。
肺功能	判断通气、换气功能障碍的性质及其严重程度。
	检测呼吸肌无力的原因及严重程度。
影像学	X射线、CT、ECT-V/Q、肺血管造影、B超。
支气管镜	明确气道疾病和病检。

注:RAC,呼吸性酸中毒;ECT,放射线核素肺扫描。

3.7.7　急性呼吸衰竭的治疗

3.7.7.1　保持呼吸道通畅

概述	保持呼吸道通畅是治疗任何RF基本措施。
病理	①气道不畅→呼吸阻力增加→呼吸功耗增加→呼吸肌疲劳;②气道分泌物排出困难→加重感染→诱发肺不张→气体交换面积减少;③气道完全阻塞→窒息→死亡。
方法	使昏迷病人:仰卧位,头后仰,托起下颌,将口打开,清除气道分泌物和异物。再建立人工气道。
	简便人工气道:口/鼻咽通气道、喉罩。
	气管内导管(气管插管/切开):重建呼吸道。
药物	有支气管痉挛者,需使用支气管扩张药。
	急性RF,主要静脉给药。

3.7.7.2　氧疗

吸氧浓度	原则:保证PaO_2>60 mmHg或SpO_2>90%的前提下,降低吸氧浓度。
	Ⅰ型RF:吸入>35% O_2,可缓解低氧血症而不引起CO_2潴留。
	Ⅱ型RF:将给氧浓度设定为氧合目标的最低值。

续表

吸氧装置	鼻导管或鼻塞:①氧流量<7L/min;②吸入氧浓度(%)=21+4×氧流量。
	面罩:简单面罩、文丘里面罩、带储气囊无重复呼吸面罩。
	HFNC:①可单独调节气体流量和氧浓度;②最大流量≥60L/min,FiO_2调节范围:0.21~1.0。

注:HFNC,经鼻主流量氧疗。

3.7.7.3 正压机械通气

概述	人工辅助通气装置来改善通气、换气功能障碍。
	①维持肺泡通气量,降低$PaCO_2$;②改善气体交换效能;③使呼吸肌休息。
有创正压通气	经气管插管。
	指征:①常规氧疗或NIPPV不能维持满意通气及氧合;②分泌物增多,咳嗽或吞咽反射明显减弱或消失。
	并发症:①通气过度,RAL;②通气不足,加重RAC和低氧血症;③BP下降、P上升;④气道压力过高或TV过大导致气压伤。呼吸肌相关性肺炎。
无创正压通气	经鼻/面罩。
	指征:①清醒能够合作;②血流动力稳定;③无须气管插管保护;④耐受鼻/面罩。
其他	根据ABG和临床调整呼吸机参数。

注:RAL,呼吸性碱中毒;RAC,呼吸性酸中毒;TV,潮气量。

3.7.7.4 体外膜式氧合(ECMO)

概念	将静脉血引出体外,经氧合器气体交换,再回输体内。
分类	VV-ECMO:氧合静脉血回输静脉,支持呼吸功能。
	VA-ECMO:氧合静脉血回输动脉,支持呼吸功能+心脏功能。
临床	严重RF终极呼吸支持方式。
	部分或全部代替心肺功能,减少呼吸机肺损伤,争取原发病治疗时间。

3.7.7.5 支持治疗

液体 管理	纠正酸碱、电解质紊乱。
	防止BV不足、液体负荷过大。
	保证HCT水平,维持运O_2能力,防止肺水过多。
	保证充足的营养和热量供给。
呼吸 兴奋 药物	尼可刹米和洛贝林:几乎淘汰。
	多沙普仑:①中枢抑制为主、通气量不足引起RF;②不用于肺换气功能障碍为主RF的呼吸衰竭;③镇静催眠药过量所致的RF;④COPD并发急性RF。
	原则:①保持呼吸道通畅;②脑缺氧、脑水肿未纠正而出现频繁抽搐者慎用;③呼吸肌基本正常;④不可突然停药。

3.7.7.6 其他

RF可引发MODS,需转入ICU治疗,防治PAP、CHD、PBD、RIS、GID、DIC。

3.8 心力衰竭（HF）

3.8.1 心力衰竭概述

概念	心脏疾病致心室充盈和(或)射血功能受损,出现肺循环、体循环淤血,临床表现为呼吸困难、体力活动受限、体液潴留。
	CIS概念较HF广泛,有临床症状的CIS即为HF。
部位	LHF:左心室代偿功能不全致肺循环淤血。
	RHF:PCD及某些CHD致体循环淤血。
	WHF:LHF致肺动脉压力增高和右心负荷加重,继发RHF。

续表

时间	AHF：急性心肌损害、心律失常，突发加重的心脏负荷，使心功能短时间内衰竭；或CHF急剧恶化。多见于ALHF。
	CHF：心脏代偿性扩大或肥大。
射血分数	LVEF：心脏SV占VEDV(VL)的百分比一般为50%～70%。
	HFrEF：LVEF<40%，即SHF。
	HFpEF：LVEF≥50%，即DHF。
	HFmrEF：LVEF为40%～49%，轻度收缩功能障碍伴舒张功能不全。

注：CIS，心功能不全；PCD，肺源性心脏病；CHD，先天性心脏病。

3.8.2　病因

心肌损害	原发性：CHD导致缺血性心肌损害，炎症和免疫性心肌损害，遗传性心肌病。
	继发性：DM、TD、CTD、CA、心脏毒性药物致心肌损害。
心脏负荷	PL过重：①收缩期射血阻力增加的疾病(HBP、PAH、主/肺动脉狭窄)；②心肌代偿性肥厚失代偿。
	VL过重：①心瓣膜关闭不全等CHD；②贫血、甲状腺功能亢进等心脏容量负荷增加性疾病；③心腔代偿性扩大逐渐失代偿性疾病。
其他	VL不足：MS等引起心室充盈受限，进而使体/肺循环淤血。

注：CHD，冠心病；TD，甲状腺疾病；CA，心肌淀粉样变性；PL，压力负荷；VL，容量负荷；MS，二尖瓣狭窄。

3.8.3　诱因

感染	感染性心内膜炎。
心律失常	房颤、房扑诱发心力衰竭。
血容量增加	Na^+摄入过多，输液过多、过快。
过度体力消耗或情绪激动	分娩、暴怒。
治疗不当	利尿药和降压药。

| 其他 | CHD并发MCI、RHD风湿活动,甲状腺功能亢进、贫血。 |

注:MCI,心肌梗死;RHD,风湿性心脏病。

3.8.4 病理生理

3.8.4.1 Frank-Staring机制

| 代偿期 | 增加心脏VL,RBV上升,心室VEDV上升,从而增加CO及心脏做功量。 |
| 失代偿期 | 心室VEDP上升,失代偿时肺循环、体循环静脉淤血。 |

注:VL,前负荷;RBV,回心血量;VEDV,舒张末期容积;VEDP,心室舒张末期压力。

3.8.4.2 神经体液机制

交感神经	HF时NE上升,增强心肌收缩,提高HR和CO。
	收缩周围血管,增加心脏PL和HR。
	NE具有心肌毒性,促进心肌细胞凋亡。
	使心肌应激性增强促使心律失常。
RAAS	CO下降→肾血流量减低→RAAS激活→心肌和血管收缩→BP上升;调节血流,保证心脑血供。
	ALD上升,增加体液及心脏VL。
	注:RAAS可促进心血管重塑。
AVP	具有抗利尿和缩血管的垂体激素,HF时AVP上升。
	$AVP + V_1R$:血管收缩;$AVP + V_2R$:水钠潴留,同时增加VL和PL。
	HF早期:代偿作用;AVP长期作用:使HF恶化。
利钠肽类	ANP:心房压力增高时心房分泌,扩张血管和利尿排钠。
	BNP:心室壁张力增高时心室分泌,负反馈调节心室充盈压。
	CNP:血管系统内调节RAAS。
	注:HF时BNP上升和ANP上升,分泌量病情呈正相关。
其他	ET、NO、BK、CF、IM均参与CHF。

注:PL,后负荷;ANP,心钠肽;BNP,脑钠肽;CNP,C型利钠肽。

3.8.4.3 心室重塑

概念	心力衰竭的基本病理机制。
	心功能代偿过程(心功能受损、心腔扩大、心肌肥厚)中,心肌细胞、胞外基质、胶原纤维发生适应性改变。
病理	心肌细胞坏死、凋亡、纤维化;心肌细胞减少,纤维化增加,心肌重塑,心肌顺应性下降。
临床	心肌收缩力下降,射血能力下降,渐趋发展为不可逆的终末阶段。

3.8.4.4 舒张功能不全机制

主动舒张功能障碍	CHD心肌缺血致能量供应不足,Ca^{2+}出入细胞受限。
心室肌顺应性减退及充盈障碍	HBP及肥厚型心肌病致心室充盈压增高,肺循环出现高压淤血,即舒张功能不全。

3.8.5 急性心力衰竭（AHF）类型

概念	HF急性发作或加重。
临床分类	ALHF:心肌收缩力急性减弱,心脏负荷加重,CO骤降、肺循环压力突然升高、周围循环阻力增加,表现为急性肺淤血、肺水肿、心源性休克。
	ARHF:心肌收缩力急性下降,右心室的VL和PL突然加重,心排血量急剧减低,多见于MCI、肺栓塞、右心瓣膜病。
严重程度分类	Killip分级:评价AMCI时HF的严重程度。
	Ⅰ级:无HF。
	Ⅱ级:有HF,肺部湿啰音<50%,心脏第三心音奔马律。
	Ⅲ级:严重HF,肺部湿啰音>50%,严重肺水肿。
	Ⅳ级:心源性休克。

3.8.6 急性心力衰竭诊断

症状	突发呼吸困难(R:30～50次/分)、强迫坐位、面色灰白、大汗、烦躁、咳红色泡沫痰。
	极严重者神志模糊。
	BP一过性升高,随后持续下降至休克。
体征	满肺湿啰音;第一心音减弱、第二心音亢进、第三心音奔马律。
辅检	X射线:间质性肺水肿(早期):上肺静脉充盈、肺门血管模糊、小叶间隔增厚。肺水肿:蝶形肺门、弥漫性大片阴影。
	SGC:监测血流动力学。
	PCWP:与病情成正比;CI:与病情成反比。
鉴别	BNP/NT-proBNP(-),排除AHF。
其他	CS:SBP<90 mmHg持续30 min以上,PCWP≥18 mmHg,CI≤2.2 L/(min·m²),伴皮肤湿冷、苍白、UV下降、ACI、意识障碍。

注:SGC,漂浮导管;PCWP,肺毛细血管楔压;CI,心脏指数;CS,心源性休克。

3.8.7 急性心力衰竭治疗

3.8.7.1 概述

原则	缓解缺氧和呼吸困难。
	目标:改善症状,稳定血流,维护脏器功能,避免复发,改善预后。
体位	半卧位、端坐位、双腿下垂。
吸氧	鼻管、CPAP、BiPAP给氧,增加肺泡内压,加强气体交换,对抗组织液渗透。
准备	开放静脉,留导尿管,心电监护、SO₂检测。
管理	出入量管理。
治疗	药物治疗、非药物治疗、病因治疗。

注:CPAP,无创呼吸机持续加压;BiPAP,双水平气道正压。

3.8.7.2　药物治疗

镇静	MOP:3～5 mg,iv, 15 min 可重复 1 次,共 2～3 次。
	舒张小血管,减轻心脏负荷。
	注:老年人减量或肌肉注射。
利尿	FRS:20～40 mg,iv(2 min 内),4 h 可重复 1 次。
	利尿、扩张静脉,缓解肺水肿。
解痉	APE:解除痉挛,扩张血管,增强心肌收缩。
强心	CDL:首剂量 0.4～0.8 mg,iv,2 h 可续用 0.2～0.4 mg。
	注:用于房颤、心室扩大伴收缩功能不全。

注:MOP,吗啡;FRS,呋塞米;APE,氨茶碱;CDL,毛花苷丙。

3.8.7.3　血管扩张剂治疗

血管扩张剂	硝普钠(SNP):起始剂量 0.3 μg/(kg·min),iv 2～5 min 起效,根据血压逐渐加量,用药时间不宜超过 24 h。动静脉血管扩张剂。
	硝酸甘油(NG)/双硝酸异山梨酯醇(ISDN):扩张小静脉,降低左室舒张末压和肺血管压。
	乌拉地尔(URD):扩张血管,减轻 PL,降低 CAP,减轻肺水肿,改善冠脉血供。
	奈西立肽(NST):扩张血管,降低 VL 和 PL,排钠利尿,抑制 RAAS 和交感神经。
正性肌力药物	多巴胺(DA),小到中等剂量降低外周阻力,增加肾血流量,增加心肌收缩力和心排血量。注:多巴酚丁胺(DBA)起始剂量同 DA。
	米力农(MLN),增强心肌收缩、降低外周血管阻力。注:扩血管利尿的基础上用 MLN。
	左西孟旦(LSMD):增强心肌收缩,扩张冠脉和外周血管;用于无显著 LBP 或 LBP 倾向的 ALHF。
血管收缩剂	去甲肾上腺素(NE)/肾上腺素(E):收缩外周动脉,增加 PL,提高 BP,用于正性肌力药效果不佳的 CS。

3.8.7.4　非药物治疗

机械通气	无创气管和气管插管机械通气。
	适应症:HF合并RF,常规治疗不佳和CPR者。
CRRT	CRRT:滤除有害物质,维持体内稳态。
	适应症:容量负荷高且对抗利尿剂、有临床症状的低Na⁺血症、不能控制药物肾损伤。
IABP	改善心肌缺血,增加CO。
	适应症:CHD至ALHF。
ECMO	AHF时替代心脏,提供体外心肺支持,为心脏恢复提供时间。
	心脏不能维持灌注者,肺不能进行气体交换者,心脏移植的过渡治疗。
Impella泵	AHF时辅助心室泵血,维持外周灌注,减轻心脏损伤。
	CHD、AMCI。

注:CRRT,连续性肾脏替代治疗;IABP,主动脉内球囊反搏;ECMO,体外膜式氧合;Impella泵,可植入式电动左心室泵。

3.9　多器官功能障碍（MODS）

3.9.1　概述

概念	机体遭严重损伤或危重疾病后,短时间内出现≥2个器官功能损害。
病因	感染性因素:①感染占70%;②脓毒症是主要原因;③病菌:STAPH、E.coli、KLEB;④临床:肺部感染(老年人)、腹腔脓肿(青壮年)、肠道细菌移位、创伤或烧伤创面感染。
	非感染性因素:①创伤、烧伤;②休克、CPR;③大量输血、输液及药物使用不当;④免疫功能低下;⑤医疗诊治中的操作不当或判断失误。

续表

类型	单项速发型(原发型或一次打击型):①损伤因子在短时间内相继引起≥2个脏器功能障碍;②创伤、休克后迅速发生;③休克复苏后12~36 h内;④病情发展快,病程只有一个时相,损伤只有一个高峰。
	双相迟发型(继发型或二次打击型):①原发性损伤经治疗后缓解1~2 d;②休克复苏经历3~5 d缓解期;③继发全身性感染,出现脓毒症,恶化为MODS;④特征:两个时相(病程);两个高峰(损伤)。

注:STAPH,葡萄球菌;E.coli,大肠埃希菌;KLEB,肺炎克雷白杆菌。

3.9.2 机制

概述	MODS是神经、内分泌、体液、免疫等系统共同作用的结果。
	各个系统间相互联系、相互影响,甚至相互重叠。
SIRS	概念:炎细胞活化,IM释放,引发难以控制的全身性炎症。诊断:T>38 ℃或<36 ℃、P>90次/分、R>20次/分、$PaCO_2$<32 mmHg、WBC>12×10⁹或<4×10⁹或未成熟粒细胞>10%。炎细胞活化:Neut、Mono、Mφ受损活化。IM释放:CF、FR、NO、蛋白酶。
	促炎与抗炎反应平衡失调:代偿性抗炎反应综合征(CARS)、免疫麻痹(IP)、混合性拮抗反应综合征(MARS)。
肠道细菌移位	肠黏膜上皮:细菌或毒素进入体循环的机械屏障。内源性屏障。
	肝脏Kupffer细胞(清除肠源性毒素和细菌)。
	细菌移位:肠内细菌侵入肠外组织的过程。
IRI	概念:缺血再灌注的组织器官,在FR、COL、WBC的作用下,加重组织损伤。

注:SIRS,全身炎性反应综合征;IRI,缺血-再灌注-损伤;FR,自由基;COL,钙超载。

3.9.3 代谢障碍

概述	MODS代谢障碍:基础代谢、循环系统动力学、能量代谢、细胞供氧与耗氧。
高代谢	BMR上升,耗氧量增加,伴代谢方式改变(糖、脂肪、蛋白质)。
	特点:①BMR上升;②代谢途径改变;③营养反应差。
高动力循环	病程由"高排低阻"逐渐转变为"低排低阻型"。
	高排:CO上升,是机体对SIRS的代偿性应激反应,HR上升,机体存在心功能损害。
	低阻:外周阻力降低;扩血管物质增多,血管调节异常。
	注:预防难治性LBP。
缺氧与能量代谢异常	RAAS兴奋性增高,血管收缩,组织器官缺血。
	线粒体损伤,氧利用障碍,ATP下降。
	氧供和需氧失衡,"氧债"增加,组织缺氧,糖酵解增加,乳酸堆积和酸中毒。
	临床表现:"SDOC"和"LAC"。

注:BMR,基础代谢率;SDOC,氧供依赖;LAC,乳酸性酸中毒。

3.9.4 器官功能障碍

3.9.4.1 肺功能障碍

概述	IR:83%~100%。
	失血性休克早期:RAL。随休克进展:ARF。
	SIRS:原发病24~72 h累及肺(急性呼吸功能障碍、ARDS)。
机制	肺循环接受静脉血、细菌和IM等代谢产物,在肺内灭活、阻留。
	肺内富含Mφ,SIRS时释放大量IM。
	肺内小血管内皮细胞和活化的炎症细胞反应,释放IM、CF等。
临床	呼吸困难、低氧血症、肺水肿、ARDS。

3.9.4.2　肝功能障碍

概述	创伤和全身感染可致肝功能障碍。
机制	Kupffer细胞占Mφ85%,是IM产生的基础。
	肝BV下降,影响Kupffer细胞代谢。
	肝细胞XO含量丰富,易发生IRI。
	肝脏是肠道细菌和毒素入血的首个器官,损伤最直接、最大。
临床	黄疸、ALB下降、CF下降、ALT/AST上升、肝性脑病。
	MODS致肝功能障碍,DR上升。

注：XO,黄嘌呤氧化酶。

3.9.4.3　肾功能障碍

概述	肾功能障碍,发病率仅次于肺、肝疾病。
机制	休克早期:肾小管无坏死,表现为ARF;交感神经兴奋、CA上升,动脉收缩,肾缺血;RAAS激活,UV下降、ALD上升、ADH上升。
	休克延长:ATN。
	继发SIRS的RF:原发致病因素作用后7～10 d,病情再次恶化,属于双相迟发型,病理提示ATN。
临床	少尿或无尿、MAC、高K^+、AZO、水肿。
	MODS若有急性肾衰竭,预后差。

注：AZO,氮质血症。

3.9.4.4　胃肠道功能障碍

概述	胃肠对缺血及炎性损伤敏感。
机制	休克早期:有效循环BV下降,胃肠黏膜缺血坏死。
	严重感染:黏膜变性、坏死。
	长期静脉营养:胃黏膜萎缩,肠道屏障功能降低。
临床	肠道菌群外移。
	呕吐、腹泻、腹痛、溃疡、肠梗阻。

3.9.4.5 心功能障碍

概述	早期症状较轻,晚期心功能障碍。
机制	休克:①交感神经兴奋,心肌代偿性收缩力增强,HR代偿性增快,最终导致心肌收缩力下降,心肌缺血;②MAC和高K^+;③炎症介质增多;④细菌感染或肠源性菌血症损伤心肌细胞;⑤并发DIC致微血栓形成,心脏局灶性坏死。
	高代谢和高CO:心脏负担加重。
	ALI:缺氧、肺循环阻力增加,心肌功能降低。
临床	CO上升、外周血管阻力降低、LBP、心动过速、心律失常。

注:ALI,急性肺损伤。

3.9.4.6 免疫功能障碍

早期	补体系统激活:C3a和C5a升高,血管壁通透性增高,激活白细胞释放炎症介质,引发SIRS。
	ETX激活C3a/C5a,活化WBC。
晚期	免疫系统被抑制,Neut、Lymph h、Mono-Mφ功能抑制、Lymph下降。
临床	炎症无法局限,感染扩散。
	抵抗能力完全缺失,病情恶化。

注:ETX,内毒素。

3.9.4.7 凝血与抗凝功能障碍

概述	部分MODS患者出现凝血和抗凝血障碍,引发DIC。
机制	内皮细胞损伤、肝功能异常、Mono-Mφ紊乱。
临床	明显和难以纠正的出血或出血倾向、PLT下降、PT上升、APTT上升。

3.9.4.8　脑功能障碍

早期	机制:机体通过血流重新分配维持脑供血。
	临床:紧张、烦躁。
晚期	机制:BP下降,循环失代偿,当MAP<50 mmHg时,脑血流不能自身调节,脑供血失代偿;脑细胞缺氧,能力代谢障碍,水钠潴留,神经递质分泌异常;脑细胞和脑间质水肿、颅内压升高、脑疝。
	临床:头痛、反应迟钝、意识和定向力障碍,严重者惊厥和昏迷。

注：MAP,平均动脉压。

3.9.5　治疗

3.9.5.1　针对病因治疗

原则	去除MODS病因。
严重感染	引流感染病灶、有效抗感染治疗。
创伤烧伤	清创、预防感染。
休克	复苏休克,使用血管活性药物,缩短休克时间。
其他	减少侵入性操作,减少医源性感染。

3.9.5.2　针对发病机制治疗

原则	MODS治疗:控制感染、改善缺血、恢复细胞能量代谢,防治IRI。
阻断失控的炎症反应和控制感染	阻止炎细胞活化、拮抗IM、去除ETX。小剂量糖皮质激素或非类固醇抗炎药:阻断反应过强的炎症、过高的促炎介质。胰岛素抑制剂:控制应激性高血糖。
改善氧代谢纠正组织细胞缺氧状态	选择呼吸机模式,设置呼吸机参数,避免肺损伤。维持$SaO_2$88%～92%,$SvO_2 \geq$70%。维持HB>9 g/dL。给予辅酶A(CoA)、葡萄糖等维持细胞基本功能。

改善内脏器官血液灌流量	肠道和肾灌注不足（MODS早期）：可致急性肾衰竭和胃肠道功能障碍，尽快恢复血流量是治疗关键。低氧血症和呼吸衰竭者：机械通气（低VT）、吸氧（中高浓度）、PEEP治疗。PN+EN。
防治IRI损伤	保护细胞膜，减轻细胞损伤。

注：IRI，再灌注损伤；IM，炎症介质；VT，潮气量；PEEP，呼气末正压。

3.9.5.3　营养支持疗法

概述	MODS处于应激状态，分解代谢高于合成代谢，而细胞功能的维护和组织的修复取决于细胞获取的营养。
EN	缩短禁食时间，促进胃肠蠕动，维持肠黏膜屏障功能。
	MODS明确缺乏Gln（提高机体对创伤和休克的耐受力）。
	提高蛋白质、氨基酸，尤其是支链氨基酸的摄入，减少负氮平衡。
PN	详见手术后营养支持章节。

注：Gln，谷氨酰胺。

3.9.5.4　抗凝和免疫调节治疗

DIC	SASH、CF、新鲜血。
免疫抑制	平衡抗炎和促炎反应。
	改善抗原递呈功能。

注：SASH，肝素。

第4章 围手术期处理

4.1 围手术期处理

4.1.1 概述

围手术期	手术前、手术中、手术后三个时段的总和。
POM	手术前准备、手术中保障和手术后处理。
ERAS	POM 和 ERAS 理念完全一致。
分类	急诊、限期、择期三种手术。

注：POM，围手术期处理；ERAS，加速康复外科。

4.1.2 手术前准备

4.1.2.1 一般准备

适应	床上大小便、手术前戒烟2周、学习咳嗽和咳痰。
输血补液	大中型手术,备血并做好输血准备,纠正 FEI、ANE 和 LALB。
预防感染	①涉及感染病灶;②胃肠道手术;③时间长、创伤大、开放性手术;④肿瘤、大血管的手术;⑤植入人工制品手术;⑥脏器抑制手术。 ①第一剂:手术前 0.5～2 h(麻醉开始);②第二剂:时间>3 h 或失血量>1500 mL;③预防给药:<48 h。

肠道准备	手术前禁食8～12 h,禁饮4 h,防止窒息或吸入性肺炎。
	胃肠道者:手术前1～2日流食。
	结直肠者:手术前1日及手术日晨起清洁灌肠,手术前2～3 d流食,口服肠道抑菌药。
其他	手术前夜镇静治疗。
	体温升高,月经来潮。
	活动性义齿,手术前取下。

注:FEI,水、电解质紊乱;ANE,贫血;LALB,低蛋白血症。

4.1.2.2　营养不良

流行病学	手术后并发症IR上升、DR上升。
	Wt下降>20%,不仅DR上升,POI增高3倍。
监测	ALB、PAB、转铁蛋白。

注:Wt,体重;POI,感染率;ALB,白蛋白;PAB,前白蛋白。

4.1.2.3　脑血管病

流行病学	卒中IR<1%(心脏手术2%～5%),且80%在手术后,与LBP、AF。
高危因素	老年、HBP、CHD、DM。
预防	近期有卒中史,择期手术推迟至2～6周。

注:AF,房颤。

4.1.2.4　心血管病

血压	HBP继续治疗,避免戒断综合征。
	BP<160/100 mmHg,不处理;BP>180/100 mmHg:降压治疗。
	手术前BP骤升,需与麻醉医师共同处理,实施或延期手术。

续表

	Goldman指数:量化心源性死亡的危险性和危及生命的并发症。
心脏	①第二心音奔马律或VP上升:11分;②MCI发病<6个月:10分;③任何ECG>5个室性期前收缩/分:7分;④最近ECG有非窦性节律或心房期前收缩:7分;⑤年龄>70岁:5分;⑥急症手术:4分;⑦主动脉手术:3分;⑧显著AS:3分;⑨总医疗条件差:3分。
	①0~5分:RR<1%;②6~12分:RR为7%;③13~25分:RR为13%(DR:2%);④>26分:RR为78%(DR:56%)。
	注:年龄≥40岁,接受非心脏手术的病人,心源性死亡、致命性心脏并发症与评分成正比。 注:Goldman指数部分积分是可控的(CHF纠正可减11分,MCI手术延期减10分)。

注:VP,静脉压;AS,主动脉瓣狭窄;DR,死亡率;RR,危险率。

4.1.2.5 肺功能障碍

危险因素	COPD、吸烟、老年、肥胖、急性呼吸系统感染。
无效咳嗽	分泌物潴留,感染率增加。
X射线	鉴别肺实变和胸膜腔病变。
RBC增多症	慢性低氧血症。
$PaO_2/PaCO_2$	PaO_2<60 mmHg、$PaCO_2$ 45 mmHg:并发症增加。
肺功能	FEV1<2 L:呼吸困难;FEV1<50%:肺功能重度不全。
戒烟	戒烟1~2周:纤毛功能可恢复,痰量可减少;戒烟6周:肺活量可改善。
急性呼吸系统感染	①择期手术:治愈后1~2周再手术;②急诊手术:增加抗生素,避免吸入性麻醉;③阻塞性肺病:扩张支气管治疗;④喘息发作:推迟择期手术。

注:FEV1,第1 s最大呼气量。

4.1.2.6 肾疾病

危险因素	BUN上升、Cr上升、CHF、LBP、老年、主动脉夹闭、脓毒症、肾毒性药物。
评价指标	Na^+、K^+、P^{5+}、BUN、Cr,评价肾功能。
CRIS	改善肾功能,计划手术24 h内透析。

RF	维持电解质稳定(K⁺)。
其他	慎选肾毒性药物。

注：CRIS，慢性肾功能不全。

4.1.2.7　糖尿病（DM）

概述	并发症 IR 和 DR 上升50%。
手术中控制目标	5.6～11.2 mmol/L（GLU+INS）。
围手术期控制目标	7.77～9.99 mmol/L。
饮食控制病情	手术前不需特殊处理。
口服降糖药	手术前1 d晚停药。
口服长效降糖药	手术前2～3 d停服。
平时用INS者	手术前 GLU+INS，手术日停用INS。
DKA急诊手术	纠正 ACI、FEI(K⁺)。
手术中处理	监测、控制血糖(ivgtt/INS)。

注：DKA，糖尿病酮症酸中毒；INS，胰岛素；FEI，水、电解质紊乱。

4.1.2.8　凝血障碍（CD）

监测指标	PT、APTT、PLT。
病史	出血或血栓、输血、肝肾疾病、抗凝治疗等。
体征	紫癜、脾大。
手术前准备	手术前7 d停用阿司匹林。
	手术前2～3 d停用非甾体类抗炎药。
	手术前10 d停用PLT药。
手术	PLT<50×10⁹/L:输注 PLT。
	大手术或血管部位手术:PLT≥75×10⁹/L。
	神经系统手术:PLT≥100×10⁹/L。
其他	紧急情况下,药物引起的PLT功能障碍,可给 DDAVP,输注 PLT。

4.1.2.9 下肢深静脉血栓形成的预防

高危因素	年龄>40岁、肥胖、静脉曲张、吸烟、Ⅳ级手术、长时间全身麻醉、CD、血栓史。
疾病	致命性肺动脉栓塞(血栓脱落)。
预防	LMWH、下肢间断气袋加压、华法林。
治疗	联合抗凝、间断加压气袋。

注:CD,凝血功能障碍;LMWH,低分子量肝素。

4.1.3 手术后处理

4.1.3.1 常规处理

医嘱	手术名称、护理(含级别和特殊护理)、监测。
	治疗措施:镇痛、吸氧、补液、药物。
监测	病房、ICU。
	T、P、R、BP、尿量。
	肺部疾病和MCI:CVP、肺动脉楔压、PaO_2。
输液	长时间手术不显性失液,液体第三间隙转移。
	肠道手术后24 h需补给较多的晶体液。
	休克、SIRS:液体转入组织间隙,估计输液量十分重要。
引流	引流的部位和种类、吸引的压力、灌洗液性状及灌洗次数。
	引流设备:阻塞、扭曲、固定;引流液:质和量。

4.1.3.2 卧位

麻醉	全麻:平卧位,头侧向,直到清醒;防止误吸(分泌物和呕吐物)。
	腰麻:平卧、头低卧位;防止脑脊液外渗头痛。
术式	颅脑手术:无休克或昏迷,斜坡卧位(头高脚低15°～30°)。
	颈胸手术:高半坐位卧,方便呼吸和引流。

术式	腹部手术:低半坐位卧式,减少腹部张力。
	脊柱手术、臀部手术:俯卧或侧卧。
其他	腹腔污染:半坐位、头高脚低位,方便引流。
	休克:"V"形位,躯干抬高20°~30°、下肢抬高15°~20°,有利于增加回心血量。
	肥胖:侧卧位,有利于呼吸和静脉引流。

4.1.3.3　各种不适

疼痛	不愿深呼吸,肺膨胀不全(胸部和上腹部手术)。
	活动减少,引起静脉淤滞、血栓和栓塞。
	儿茶酚胺和其他激素释放,血管痉挛、高血压,严重者卒中、心肌梗死、出血。
	治疗:吗啡、芬太尼、镇痛泵。
呃逆	手术早期:压迫眉框上缘,CO_2吸入(短时间),胃内抽气、镇静、解痉。
	顽固性呃逆提示膈下积液或感染,需CT或X射线平片明确诊断。

4.1.3.4　胃肠道

胃肠手术	功能恢复需2~3 d。
	插鼻胃管(2~3 d):肠梗阻、胃扩张。
	罂粟碱抑制胃肠蠕动。
胃肠造口	体位引流、间断负压吸引。
空肠造口	手术后第2天营养管滴入营养液。
导管拔除	手术后3周(内脏与腹膜形成牢固的粘连)。

4.1.3.5 活动

轻症	鼓励短期内下床活动。
重症	休克、HF、SIRS。
	深呼吸、四肢活动、间歇翻身。
	趾和踝伸屈活动,下肢肌松弛和收缩运动。
其他	痰多者:定期咳嗽、深呼吸。

4.1.3.6 缝线拆除

时间	①头面颈:4～5 d;②下腹会阴:6～7 d;④胸上腹背臀:7～9 d;④四肢:10～12 d(近关节处可延长);⑤减张缝线:14 d。
	①青少年缩短拆线;②老年、营养不良延迟拆线;③电切推迟1～2 d。
切口	Ⅰ类切口(清洁切口):甲状腺手术。
	Ⅱ类切口(可能污染切口):胃切除术。
	Ⅲ类切口(污染切口):阑尾切除术。
愈合	甲级:愈合良好。
	乙级:愈合后有炎症反应。
	丙级:切口化脓,需切开引流。

4.1.4 手术后并发症的防治

4.1.4.1 手术后出血

部位	手术切开、空腔器官、体腔内。
诊断	腹腔手术24 h内休克,提示内出血。
	HR过速、血管收缩、BP下降、UV下降。
	如果出血持续,腹围可能增加。
	CVP<5 mmH$_2$O;UV<25 mL/h,提示手术后出血。
	B超、腹腔穿刺。
处理	再次手术止血。
其他	HCT:快速失血4～6 h无变化。

4.1.4.2　手术后发热或低体温

发热	概述:72%体温超过37 ℃;41%体温高于38 ℃。
	发生时间:非感染性发热平均1.4 d;感染性发热平均2.7 d。
	高热:手术后第一个24 h体温>39 ℃。
	非感染性发热原因:手术>2 h、输血、过敏、重度损伤、肝中毒。<38 ℃:观察;>38.5 ℃伴不适感:对症治疗。
	感染性发热原因:细菌培养和药敏试验。
低体温	病因:麻醉、开胸/腹手术、输注低温液体。
	症状:血管阻力增加、心脏收缩减弱、CO下降、CD。
	预防:缩短手术时间,避免冷液体输入。
	处理:温盐水灌洗体腔、保暖。

4.1.4.3　呼吸系统并发症

肺膨胀不全	概述:上腹部手术IR 25%,多见于手术后48 h内,如超过72 h,肺炎不可避免。但多数都能自愈。
	病因:呼吸系统疾病、老年、肥胖。
	预防:叩击胸、背,鼓励咳嗽和深呼吸。
	治疗:雾化吸入治疗COPD,支气管镜吸引气道阻塞。
手术后肺炎	概述:在手术后死亡的病人中,一半是直接和间接与手术后肺炎有关,50%以上手术后肺炎系革兰阴性杆菌引起。
	病因:肺膨胀不全、异物吸入、大量分泌物。
肺栓塞	栓子堵塞肺动脉致肺循环障碍。
	栓塞综合征(血液、脂肪、羊水、空气、肿瘤、细菌)。
	高危因子:>50岁、烧伤、创伤、软组织损伤、下肢深静脉血栓、心肺疾病、血液病、肥胖、DM。
	临床表现:突发性呼吸困难、胸痛、晕厥、ARHF、休克、SaO_2下降、P_2亢进。
	治疗:①绝对卧床,适当镇静、止痛;②心肺支持;③溶栓、抗凝治疗。

4.1.4.4　手术后感染

细菌感染	临床表现:发热、腹痛、腹部触痛、WBC上升。
	治疗:局限性,B超和CT诊断,定位穿刺引流,必要时开腹引流。弥漫性,急诊剖腹探查。细菌培养和药敏试验。
真菌感染	高危因素:DM、长期应用抗生素者。
	血培养;引流管、导管、视网膜炎患者。
	治疗:两性霉素B、氟康唑。

4.1.4.5　泌尿系统并发症

尿潴留	病因:老年、盆腔手术、会阴部手术、切开疼痛。
	症状:手术后6~8 h尚未排尿,尿量甚少,次数频繁。
	体征:耻骨上可见充盈的膀胱。
	治疗:立起排尿;无菌下导尿;尿潴留时间过长,导尿时尿液>500 mL,留置导尿管1~2 d;有器质性病变,留置导尿管4~5 d。
泌尿系统感染	病因:尿道感染、尿潴留(膀胱插管)、尿道操作。
	疾病:急性膀胱炎、急性肾盂肾炎。
	尿检:URt,细菌培养。
	预防:严格无菌操作、预防和处理尿潴留。
	治疗:补液、抗炎、引流。

4.1.4.6　切口并发症

血肿、积血	病因:APC、LMWHS;BP上升、CD、咳嗽剧烈。
	临床表现:切口不适感、肿胀、隆起、变色、血液外渗。
	治疗:清除凝血块、结扎血管、缝合切口。
	注:颈部血肿特别危险。
血清肿	概念:切口部位体液积聚。
	病因:淋巴管破坏较多。

续表

血清肿	影响:伤口愈合延迟,感染增加。	
	治疗:抽吸、加压包扎。	
切口裂开	概念:切口的一层或全层裂开。	
	原因:营养不良、缝合缺陷;咳嗽、便秘。	
	时间:手术后 1 周内。	
	分类:部分裂开;完全裂开。	
	预防:依层减张缝合、缓解腹压;加压包扎腹部。	
	治疗:良好麻醉下减张缝合。	
切口感染	临床表现:炎症反应、发热、WBC 上升。	
	处理:拆除缝线、清创、细菌培养。	
	病菌:切口感染,SA、链球菌;会阴或肠道手术,肠道菌丛、厌氧菌丛。	
	注:筋膜和肌肉严重感染,急诊清创,抗感染和防休克。	

注:APC,阿司匹林;LMWHS,肝素;CD,凝血功能障碍;SA,葡萄球菌。

4.2　疼痛

4.2.1　概述

概念	疼痛和伤害感受。
影响	诱发内分泌、代谢、呼吸、循环、精神改变。
临床分类	程度:轻、中、剧烈。
	缓急:急性和慢性。
	部位:浅表疼痛(锐痛;定位明确);深部疼痛(钝痛、定位不明确)。
评估	VAS:10 cm 长的标尺,"0":无痛,"10":最痛。长度距离(cm)为评分值。
	NRS:"0～10":疼痛程度"0":无痛;"10":剧痛。

注:VAS,视觉模拟评分法;NRS,数字评价量表。

4.2.2 疼痛对生理的影响

精神情绪	急性疼痛:兴奋、焦虑、烦躁。
	慢性疼痛:表情淡漠、精神抑郁。
内分泌系统	引起应激反应,诱导激素释放。
	CA抑制INS分泌和促进GCG分泌。
循环系统	儿茶酚胺和 Ang Ⅱ 上升:BP上升,心动过速,心律失常。
	醛固酮、皮质激素、ADH上升:水钠潴留、进一步加重心脏负担。
	神经紊乱:BP下降、HR下降。
呼吸系统	肺顺应性下降,肺 V/Q 下降,低氧血症。
	肺分泌物排出障碍,致肺炎、肺不张。
消化系统	食欲减退、恶心、呕吐。
凝血机制	PLT下降,纤溶降低,血液高凝,血栓形成。
其他	免疫功能下降,ADH上升,UV下降。
	手术后疼痛,排尿困难,尿路感染。

注:CA,儿茶酚胺；GCG,胰高血糖素。

4.2.3 疼痛治疗

4.2.3.1 药物治疗

解热镇痛消炎药	APC、IMC、IBP、COX-2抑制剂、对乙酰氨基酸。
	止痛、消炎、抗风湿。
	用于头痛、牙痛、神经痛、肌肉痛、关节痛。
麻醉性镇痛药	吗啡、芬太尼、羟考酮、布托芬诺。
	急性剧痛(外伤、手术);晚期癌痛。注意药物的成瘾性。
抗癫痫药	加巴喷丁、普瑞巴林。
	神经痛:三叉 N、舌咽 N、外伤、带状疱疹。

续表

抗抑郁药	阿米替林、多塞平、氟西汀。
	疼痛伴有抑郁。
	癌性疼痛药合用抗抑郁药协同镇痛。
糖皮质激素类药物	DEX、TRIAM等。
	全身给药:炎症及创伤疼痛、肌肉韧带劳损疼痛。
	局部给药:关节腔/周围给药、痛点给药、硬膜外腔给药。

注:N,神经;IMC,吲哚美辛;IBP,布洛芬;TRIAM,曲安奈德。

4.2.3.2　神经阻滞

	星状神经节阻滞	腰交感神经阻滞
解剖	第7颈椎和第1胸椎之间前外侧。	腰椎椎体的前侧面。
方法	7号针(3.5～4 cm)注入0.25%BPV或1% LDC(均含EPI)10 mL。	22号针(10 cm)注入0.25%BPV或1% LDC(均含EPI)10 mL。
指示	手指温度增高、霍纳综合征。	下肢温度升高,血管扩张。
并发症	BP下降、呼吸停止、气胸、神经麻痹(膈N、喉返N)。	误入蛛网膜下腔、毒性反应、血肿。

注:BPV,布比卡因;LDC,利多卡因;EPI,肾上腺素。

4.2.3.3　椎管内注药

硬脊膜外间隙注药	疼痛部位穿刺置管,反复注药。
	GC、OPI、局麻药。
	吗啡1～2 mg+0.9%NaCl 10 mL,qd,多限于癌痛。
	注:局麻药多与GC、OPI合用。
蛛网膜下腔注药	PGC或C_2H_5OH,使背根N脱髓鞘。
	5%～7% PGC(HSGL):0.5～1 mL。
	99% C_2H_5OH:(LSGL):0.5～2 mL。
	注:HSGL/LSGL椎管注药后需维持体位20～30 min不变。

注:LSGL,轻相对密度溶液;HSGL,重相对密度溶液;GC,糖皮质激素;OPI,阿片类药物;PGC,酚甘油。

4.2.4　癌痛的三阶梯治疗

总纲	70%的晚期癌症病人都有疼痛;同时常合并严重的心理障碍。
原则	依据疼痛性质强调个性化、口服、按时用药。
阶梯用药	第一阶梯:轻度疼痛,非OPI镇痛药(APC、IBP、APAP)。
	第二阶梯:轻、中度疼痛,非OPI镇痛药+弱OPI(可待因)。
	第三阶梯:强OPI(吗啡)。
辅助药物	安定药、抗抑郁药。
其他	放疗、化疗、激素治疗:既是治疗癌症的方法,也是晚期癌痛止痛的方法。

注:OPI,阿片类药物;IBP,布洛芬;APAP,对乙酰氨基酚。

4.2.5　手术后镇痛

4.2.5.1　传统手术后镇痛

概述	影响手术后恢复,可致呼吸、泌尿、血管病变。
药物	OPI:FTN、吗啡。
	非OPI:曲马多。
	局麻药:RPC、BPV(<0.2%安全范围)。
方法	po、im、ih、ivgtt、直肠给药。
局限	①镇痛效果不满意;②血药浓度波动大;③个体化用药受限;④注射部位疼痛。

注:FTN,芬太尼;RPC,罗哌卡因;BPV,布比卡因。

4.2.5.2　硬膜外镇痛

概念	原理:脊髓后角的阿片受体。
	剂量:每次2~3 mg(0.9%NaCl稀释至10 mL)。
	方法:30 min起效;持续6~24 h(AVG12 h);可重复给药。
	注:OPI +DPRD 2.5 mg,增强镇痛,减少胃肠症状。
不良反应	恶心、呕吐、瘙痒、尿潴留、呼吸抑制。
其他	控制吗啡剂量(2~3 mg),防止延迟性呼吸抑制。

注:DPRD,氟哌利多。

4.2.5.3 病人自控镇痛（PCA）

概念	PCA可按设定的剂量注入镇痛药止痛。
分类	PCIA、PCEA。
术语	负荷剂量:最低有效镇痛剂量。
	单次剂量:追加镇痛剂量。
	锁定时间:单次给药时间间隔。
	背景剂量:设定的持续给药量。
注意事项	PCIA麻醉性镇痛药(吗啡、FTN、INN)。
	PCEA局麻药+麻醉性镇痛药。
	PCA:负荷剂量+背景剂量。
	注:可依据病情,自主给予单次剂量。
其他	多模式镇痛。

注：PCIA，静脉镇痛；PCEA，硬膜外镇痛；INN，曲马多。

4.3 麻醉并发症

4.3.1 麻醉前准备

麻醉	临床麻醉、急救复苏、重症治疗、疼痛治疗。
血液	手术前改善营养不良状况,一般要求HB≥80 g/L,血浆白蛋白≥30 g/L。
	水、电解质和酸碱平衡。
心脏	改善心功能,HBP、AP、心律失调围手术期继续用到手术当天。
	收缩压<180 mmHg,舒张压<100 mmHg。
呼吸	肺功能、血气分析、肺X射线平片。戒烟2周,并行呼吸功能训练。治疗肺炎。
DM	择期手术应控制血糖<8.3 mmol/L,且尿酮体(-)。
	伴DKA:静脉滴注INS,清除KET,纠正ACI再手术。
	注:手术中补充INS、纠正ACI,麻醉风险增高。

注：AP，心绞痛。

4.3.2 全身麻醉

4.3.2.1 麻醉药物

吸入性麻醉	氧化亚氮、七氟醚、地氟醚。
静脉麻醉	氯胺酮、丙泊酚、ETMD。
肌松药	琥珀胆碱、筒剑毒碱。
麻醉性镇痛药	吗啡、PTD、FTN。

注：ETMD，依托咪酯；PTD，哌替啶。

4.3.2.2 返流与误吸

病因	贲门松弛，胃食管返流。
危害	窒息、吸入性肺炎、SCA。
时间	麻醉诱导、气管插管、气管拔管后。
诱因	过饱、未禁食。
临床	恶心、呕吐、唾液增多。
处理	头侧向，头低脚高位。
	吸引器、支气管镜清除异物。
辅检	X射线：肺野斑片影，肺水肿。
治疗	氨茶碱和抗生素。0.9%NaCl 5～10 mL反复冲洗气道，并用DEX 2～3 d。
	吸入性肺不张/肺炎：病情凶险，预后较差。
预防	饱食后必须手术者，局麻或椎管内麻醉。
	急诊饱胃必须全麻：促胃排空、快速诱导、延迟拔管。

4.3.2.3　呼吸道梗阻

解剖	上、下呼吸道分界：声门。
上呼吸道梗阻	原因：舌后坠、分泌物/异物阻塞、喉头水肿/痉挛。
	分类：不全梗阻(呼吸困难、鼾声)。完全梗阻(鼻翼翕动、三凹征)。
	舌后坠：托下颌、口咽/鼻咽导气管。
	分泌物/异物：清除。
	喉头水肿：GC、气管插管/切开。
	喉痉挛：加压给氧、肌松药、环甲膜穿刺置管。
	避免浅麻醉时刺激喉头。
下呼吸道梗阻	病因：支气管痉挛、分泌物或异物堵塞、气管导管扭曲堵塞。
	流行病学：哮喘、COPD。
	病理：平滑肌张力较高，气道呈高反应性，下呼吸道痉挛，气体难以进入肺。
	症状：哮鸣音，甚至呼吸音消失；CO_2潴留、缺氧、心动过速、血压下降。
	哮喘：KTM、吸入性麻醉药。
	药物：AMP，250～500 mg，iv(缓慢)；HCTS，100 mg或吸入性支气管扩张药，增加吸氧浓度。
	注：维持麻醉深度，提高氧合指数。

注：KTM，氯胺酮；AMP，氨茶碱；HCTS，氢化可的松。

4.3.2.4　通气不足

症状	CO_2不足，可伴低氧血症。
病理	麻醉药、肌松药致中枢和外周呼吸抑制。
治疗	麻醉期间：增加潮气量和呼吸频率。
	全麻后：辅助或控制呼吸，药物拮抗。

4.3.2.5　低氧血症

概念	SpO_2<90%，PaO_2<60 mmHg(吸空气)；PaO_2<90 mmHg(吸纯氧)。
症状	BP上升、缺氧、呼吸困难、HR>100次/分、心律失常。

续表

病因及处理	麻醉机故障、氧供不足、气管内导管脱出、呼吸道梗阻。
	弥散性缺氧(N_2O吸入麻醉)：纯氧吸入>10 min。
	肺不张：吸痰、增大通气量、肺复张。
	误吸：氧疗、机械通气。
	肺水肿：增加吸氧浓度，治疗原发病。

4.3.2.6 低血压与高血压

低血压	概念：SBP下降>30%基础值，或<80 mmHg绝对值。
	原因：①麻醉过深；②失血过多；③过敏反应；④反射性LBP伴心动过缓。
	治疗：补充BV、恢复血管张力、解除刺激、阿托品。
高血压	概念：SBP >160 mmHg，或>30%基础值。
	原因：①PHBP、PA、PCMC、甲状腺功能亢进、颅内压增高；②插管、手术操作；③CO_2潴留；④药物性BP上升。
	治疗：去除诱因，保障麻醉、药物治疗。

注：PHBP，原发性高血压；PA，原发性醛固酮增多症；PCMC，嗜铬细胞瘤。

4.3.2.7 心律失常

原因	麻醉深度不当、手术刺激、LBP、HBP、CO_2潴留、低氧血症。
	原有CIS，麻醉易出现心律失常。
临床处理	寻找病因，保障麻醉深度，维持血流稳定。
	STC和HBP同时出现：加深麻醉。
	STC：病因治疗。
	胆心反射、眼心反射至SBC、SCA，停止手术，阿托品静脉注射。
	房性期前收缩：加强监护。
	室性期前收缩：加深麻醉，排出CO_2。

注：CIS，心功能不全；STC，心动过速；SBC，心动过缓。

4.3.3　局部麻醉

4.3.3.1　毒性反应

总则	血药浓度>阈值就会累及中枢神经和心血管系统。
原因	①用量超过耐受量;②注入血管;③注药部位吸收快;④耐受性差;⑤高敏反应。
中枢系统	轻度:眩晕、多语、嗜睡、定向障碍。
	重度:意识丧失、四肢震颤、RF。
循环系统	早期:BP上升、HR上升。
	晚期:CO下降、BP下降、HR下降、血管扩张、传导阻滞、SCA。
预防	麻醉前给地西泮或苯巴比妥;一次局麻药不应超过限量。
治疗	立即停药,吸氧。
	预防:DZP,0.1 mg/kg,ivgtt(MZL,3～5 mg,ivgtt)。
	惊厥抽搐:TPT,1～2 mg/kg,ivgtt(SCL:1～2 mg/kg,ivgtt)、器官插管、人工呼吸。
	LBP:麻黄碱、间羟胺、阿托品。
	SCA:CPR,20%脂肪乳,1.5 mL/kg,iv(>1 min),必要时0.25 mL(kg·min),ivgtt(MAX≤12 mL/kg)。

注:DZP,地西泮;MZL,咪达唑仑;TPT,硫喷妥钠;SCL,琥珀胆碱;CPR,心肺复苏。

4.3.3.2　过敏反应

概念	少量药物致荨麻疹、咽喉水肿、气管痉挛、LBP。
	多见于酯类局麻药。
	注:鉴别EPI不良反应。
处理	立即停药,吸氧;稳定循环,补充BV,添加升压药,应用GC和AHT。
其他	对酯类过敏者,选用酰胺类。

注:EPI,肾上腺素;GC,糖皮质激素;AHT,抗组胺药物。

4.3.4 蛛网膜下隙阻滞

4.3.4.1 头痛（PDPH）

病因	蛛网膜穿刺不易愈合,脑脊液漏出,颅内压降低,致血管性头痛。	
病理	IR:3%～30%。	
	时间:麻醉后2～7 d。	
	症状:抬头或坐立时头痛加重,平卧后减轻或消失。	
	转归:50%在4 d内消失,一般不超过1周。	
	附注:粗针穿刺,反复穿刺。	
预防	穿刺针与脊髓长轴平行,避免反复穿刺。	
治疗	轻症:镇痛、镇静、腹部捆扎。	
	重症:硬脊膜注入15～30 mL 0.9%NaCl(5%GLU、右旋糖酐)。	
	必要时采用硬膜外自体血填充疗法。	

4.3.4.2 神经并发症

脑神经麻痹	时间:腰麻后1周发病。
	症状:头痛、畏光、眩晕、斜视、复视。
	机制:同腰麻后头痛。
	治疗:纠正颅内低压,营养神经(维生素B)。
	转归:6个月多可自愈。
粘连性蛛网膜炎	症状:感觉障碍、感觉丧失、瘫痪。
	病理:软膜和蛛网膜的慢性增生性炎症,蛛网膜下隙和硬外膜外间隙粘连闭锁,血管机化闭塞,脊髓和脊神经根退行性改变。
	原因:药物、异物刺激,病毒感染。
马尾丛综合征	部位:会阴区和下肢远端感觉和运动障碍。
	症状:尿潴留;二便失禁。
	转归:穿刺损伤数周或数月可自愈;化学损伤恢复困难。

4.3.4.3　尿潴留

病因	膀胱神经对局麻药很敏感,易发生尿潴留。
	会阴手术后切口疼痛影响自主排尿。
治疗	热敷、针灸、卡巴胆碱。
	必要时留置导尿管。

4.3.4　硬脊膜下隙阻滞

4.3.4.1　神经损伤

病因	穿刺损伤脊神经根或脊髓;局麻药的神经毒性。
临床	局部感觉或运动障碍。
	电击样异常感觉向肢体放射提示触及神经。
	异常感觉时间长者,提示损伤严重,需放弃阻滞麻醉。
治疗	对症治疗,数周或数月可自愈。

4.3.4.2　硬膜外血肿

病理	IR:1/500 000～1/150 000。
	CD易发生。
	注:IR低,但症状重,可致截瘫。
临床	麻醉作用持久不退,或麻醉后出现肌无力、截瘫。提示血肿压迫脊髓。
处理	MRI检查,椎板切开减压术(血肿形成后8 h内)。
	注:超过24 h,很难恢复。
其他	CD禁用硬外膜阻滞。

注：CD，凝血功能障碍。

4.3.4.3　脊髓前动脉综合征

概念	脊髓动脉(营养脊髓截面前2/3),受损可致脊髓缺血、坏死。
临床	①躯体沉重,翻身困难;②截瘫。
病因	①AS;②EPI浓度过高;③LBP。

注:AS,动脉粥样氧化;EPI,肾上腺素。

4.3.4.4　硬膜外脓肿

概念	穿刺引发硬膜外间隙感染。
临床	放射性疼痛、肌无力、截瘫,伴感染症状。
治疗	椎板切开引流,抗炎治疗。

4.3.4.5　导管拔出困难或折断

病因	椎板、韧带、椎旁肌群强直性收缩。
临床处理	原穿刺体位拔管。
	热敷、导管周围局麻。
	无症状者,残留导管不手术取出。

4.3.5　麻醉恢复期的监护和管理

4.3.5.1　监护

前言	手术和麻醉结束,但对机体的生理影响(呼吸、循环)并未消除。
	重视PACU建立和管理。
常规监测	ECG、BP、SpO$_2$、呼吸频率:5~15 min记录1次。
特殊监护	大手术:手术后常规吸氧。
	开胸(上腹部)手术:呼吸功能管理。
	全麻者:神志恢复管理。
	椎管内麻醉:阻滞部位感觉和运动情况管理。

注:PACU,麻醉后恢复室。

4.3.5.2 全麻后苏醒延迟处理

原因	药物残余:肌松药、镇痛药。
病理	麻醉过深:高龄、LIS/RIS、低温。
	麻醉并发症:ELD、LBT、HBG/LBG、脑出血。
临床处理	维持循环稳定、正常通气、吸氧。
	病因治疗。

注:LIS/RIS,肝肾功能障碍;ELD,电解质紊乱;LBT,低体温;HBG/LBG,血糖异常。

4.3.5.3 保持呼吸道通畅

原因	全麻或局麻药物毒性。
	高龄、肺疾病、肥胖、吸烟史。
	气道操作、被动体位、胸部和上腹部手术。
病理	呼吸道梗阻。
临床处理	通畅呼吸道、吸氧。
	置口/鼻咽通气道、气管插管。

4.3.5.4 维持循环系统的稳定

概述	血管事件:BP波动、心律失常、心肌缺血。
LBP	LBV:黏膜干燥、HR上升、UV下降;检查HB、HCT、UV、ABP、CVP。
	静脉回流障碍:机械通气、张力性气胸、心脏压塞。
	血管张力降低:ARIS、麻醉、过敏反应、复温。
	心源性:心律失常、AHF、MCI、肺栓塞。
HBP	疼痛、尿潴留、躁动不安。
	低O_2血症和高H_2CO_3血症。
	颅内压升高、LBT。
	手术前停用抗高血压药。
心律失常	缺氧、高H_2CO_3血症、疼痛、ELD、MCI。
心肌缺血	ANE、STC、LBP、HBP、低O_2血症。

注:ABP,动脉血压;CVP,中心静脉压;ARIS,肾上腺皮质功能不全;MCI,心肌缺血。

4.3.5.5 恶心、呕吐的防治

病因	麻醉药、镇痛药、麻醉时间过长。
病理	影响呼吸道通畅,误吸。
高危因素	女性、非吸烟者、晕动病史、手术后呕吐病史、手术后给予OPI。
治疗	病因:疼痛、LBP、LBG、低O_2血症、上消化道出血、颅内压升高。
	止吐药:昂丹司琼、氟哌利多、DEX。

注:OPI,阿片类药物。

4.4 输血

4.4.1 输血适应症和注意事项

4.4.1.1 适应症

大量出血	10%(500 mL):机体自身代偿而无须输血。
	10%～20%(500～1000 mL):晶体液、胶体液。
	>20%(1000 mL),晶体液、胶体液、CRBC。注:失血量<30%不输全血。
	>30%:CRBC和全血1:1输注+晶体液+胶体液+血浆。
	>50%且大量库存血:补充ALB、PLT、CF。
贫血或低蛋白血症	CRBC纠正贫血;PLA或ALB治疗LALB。
重症感染	脓毒症、骨髓抑制、Neut低下、抗生素治疗不佳:输入CNeut。
	副作用:CMV感染、肺感染。
凝血异常	输注:CF、PLT、FIB、FPLA。

注:CRBC,浓缩红细胞;PLA,血浆;ALB,白蛋白;CNeut,浓缩中性粒细胞。

4.4.1.2　输血指征

HB	>100 g/L:不输血。
	70～100 g/L:依病情而定。
	<70 g/L:输入 CRBC。
PLT	>100×10⁹/L:可以不输。
	50×10⁹/L～100×10⁹/L:具体情况决定是否输注(伤口渗血可控度、血小板功能等)。
	<50×10⁹/L:考虑输注。
新鲜冰冻血浆	PT或APTT>1.5倍上限值,伴创面弥漫性渗血。
	输入大量库存血或CRBC。
	先天性CD、获得性CD。
	紧急对抗华法林的抗凝作用。

注:CD,凝血功能障碍。

4.4.1.3　注意事项

输血前	核对信息:病人和供血者姓名、血型、交叉配血单。
	检查血袋:是否渗漏,血液颜色是否正常、保存时间。
输血时	只能加入0.9%NaCl注射液。
	T、P、BP、尿色;临床症状。
输血后	延迟性输血反应。
	保留血袋1 d,及时化验。

4.4.2 输血不良反应及其防治

4.4.2.1 发热反应

临床 表现	IR:2%～10%(输血15～120 min)。
	症状:寒战、高热、头痛、胃肠道症状。
	转归:30～120 min后缓解;抽搐、呼吸困难、BP下降、昏迷。
	注:全麻很少发生发热反应。
原因	免疫反应:经产妇或多次输血者抗体抗原反应。
	致热源:输血器或制剂污染。
治疗	措施:减慢输血速度或停止输血。
	畏寒、寒战者:APC、GC、PTD、PMT;保暖。
预防	控制致热源。
	多次输血或经产妇输注成分血(洗涤RBC:不含WBC和PLT)。

注:PTD,哌替啶;PMT,异丙嗪。

4.4.2.2 过敏反应

临床 表现	IR:3%;多见于输血数分钟,也可见于输血中(输血后)。
	临床表现:瘙痒、荨麻疹、支气管痉挛、会厌水肿、过敏性休克。
原因	过敏体质者可触发过敏反应(IgE)。
	多次输血者体内含IgA抗体,免疫低下者体内IgA低下或缺乏,输血时发生过敏反应(IgA)。
治疗	轻症(局限性皮肤瘙痒或荨麻疹):暂停输血,口服AHT。
	重症:停止输血,肌肉注射EPI(1:1000,0.5～1.0 mL),静脉滴注GC。
	呼吸困难:器官插管、器官切开。
预防	过敏体质:口服ATH和静脉滴注GC(输血前0.5 h或输血时)。
	必须输血:可选择洗涤RBC。
	IgA水平低下(检出IgA抗体):输入不含IgA的血制品。
	有过敏史者不宜献血。
	献血员在采血前4 h禁食。

注:EPI,肾上腺素;GC,糖皮质激素。

4.4.2.3　溶血反应

临床表现	输血后出现静脉红肿疼痛、寒战、高热、头痛、胸闷、呼吸困难、休克、UHB、溶血性黄疸。
	DIC、ARF。
	注：手术中病人BP下降、手术野渗血。
	输血后7～14 d出现发热、ANE、UHB，严重者可引起SIRS、SRDS、MODS。
原因	误输ABO血型。
	输入有缺陷的细胞可引起非免疫性溶血。
	自身抗体（自身免疫性贫血）可破坏输入的RBC引发溶血。
治疗	停止输血。
	抗休克：晶体液、胶体液、血浆。
	保护肾功能：①静脉滴注5%NaHCO₃碱化尿液，溶解HB结晶；②甘露醇排出游离HB；③少尿、AZO、高K⁺，考虑透析治疗。
	肝素治疗DIC。
	血浆置换。
预防	严格输血、配血核对制度。
	不输有缺陷RBC。
	尽量同型输血。

注：UHB，血红蛋白尿；ANE，贫血；AZO，氮质血症。

4.4.2.4　细菌污染反应

临床表现	发热、内毒素休克、DIC。
	高热、呼吸困难、肺水肿、胃肠道症状、休克、UHB、ARF。
原因	革兰阴性杆菌+内毒素。
	有时也有革兰阳性球菌污染。
治疗	停止输血，细菌涂片和细菌培养。
	抗感染、抗休克。
预防	严格无菌采血、贮血和输血。
	严查血液颜色、透明度、是否产气。

4.4.2.5 循环超负荷

临床表现	CIS、老年、幼儿、低蛋白血症。
	输液过快、过量致 AHF 和 PE。
	突发 HR 上升、呼吸急促、血性泡沫痰。
	静脉压上升、颈静脉怒张、肺湿啰音。
	胸片见肺水肿。
原因	BV 上升超出心脏负荷能力。
	CIS 对 BV 上升承受能力小。
	原有肺功能减退或低蛋白血症不能耐受血容量增加。
治疗	立即终止输血。
	吸氧、强心、利尿。
预防	CIS:控制输血速度和量;严重 ANE:输注 CRBC。

注:CIS,心功能低下;PE,肺水肿。

4.4.2.6 输血相关的急性肺损伤 (TRALI)

机制	输入的血浆中有 LCG 或 HLA 抗体。
临床	呼吸困难、PE、低 O_2 血症,可伴发热、LBP。
	时间:输血后 1~6 h。
治疗	插管、输氧、机械通气治疗 48~96 h,临床和生理改善,肺 X 射线征象 1~4 d 内消退。
预防	禁用多次妊娠供血者的血浆。

注:LCG,白细胞凝集素。

4.4.2.7 输血相关性移植物抗宿主病 (TAGVHD)

机制	有免疫活性的 Lymph 输入 IMD 者体内引起组织反应。
	免疫力低下、LALB、Lymph 下降、骨髓抑制。
临床	发热、皮疹、胃肠道症状、骨髓抑制。
治疗	无有效治疗。
预防	输注经去除免疫活性 Lymph。

注:Lymph,淋巴细胞;IMD,免疫缺陷;LALB,低蛋白血症。

4.4.2.8　疾病传播

机制	经血传播。
	病毒:EBV、CMV、HBV、HIV、HTLV-Ⅰ、HTLV-Ⅱ。
	细菌:布氏杆菌、梅毒、疟疾。
预防	严格掌握输血适应症。
	严格进行献血员体检。
	严格消毒灭菌管理。
	自体输血。

4.4.2.9　免疫抑制

机制	输血可抑制免疫活性,增加感染,促使肿瘤生长。
预防	免疫抑制与输血的量和成分正相关。
	RBC成分血≤3 U:影响小。
	全血或大量RBC液:影响大。

4.4.2.10　大量输血的影响

概念	24 h内用库存血置换全部BV。
	数小时内输血>4000 mL。
影响	低体温、碱中毒、低Ca^{2+}血症、高K^+血症、CD。
措施	出血倾向及DIC:补充FBP、冷沉淀、CRBC。
	监测血钙的情况下补钙(10%葡萄糖酸钙)。
	高K^+合并低Ca^{2+},注意AHF。

4.4.3 自体输血

4.4.3.1 回收式自体输血

概念	估计出血量大需输血的择期手术。
范畴	外伤性脾破裂、异位妊娠破裂。
	大血管手术、心内直视手术、门静脉高压症手术。
	手术后6h所引流血液。
方法	收集失血,去除血浆和有害物质,获得CRBC(HCT:50%~65%),回输体内。
优势	避免异体输血的并发症。
	回收细胞变形能力和携氧能力大于库血。

4.4.3.2 预存式自体输血

概念	将经抗凝、过滤等处理的体腔内积血或手术失血再回输。
	无感染且HCT≥30%。
方法	手术前1个月至手术前3d,3~4d采血一次,每次300~400 mL,存储以备手术所需。
其他	补充铁剂、维生素C、叶酸和营养支持。

4.4.3.3 稀释式自体输血

概念	麻醉前静脉采血,同时输入3~4倍采血量的电解质溶液。
	每次采血800~1000 mL,一般以HCT≥25%、ALB>30 g/L、HB100 g/L为限,采血速度为200 mL/5 min。
方法	采血手术中回输。
	时间:手术中出血300 mL时。
	原则:先输最后采的血。

4.4.3.4　自体输血的禁忌症

血液污染	胃肠内容物、消化液、尿液、肿瘤细胞。
血液病变	贫血、脓毒症、菌血症。
脏器疾病	肝、肾功能不全。
损伤	开放性损伤>4 h；血液存留过久。

4.4.4　血液成分制品

4.4.4.1　血细胞成分

品名	特征	适应症
CRBC	含200 mL全血中的所有RBC，HCT 70%～80%。	急性失血、ANE和CIS。
ARBC	200 mL含RBC170～190 mL，去除HV和抗A、B抗体。	对LCG有发热反应者、RIS不能耐受库存血高K⁺者。
IRBC	200 mL含RBC170～190 mL和甘油，−80 ℃可保存3年。	同洗涤RBC。
LPRBC	去除200 mL全血中90%的WBC。	多次输血产生WBC抗体者；需长期或反复输血者。
WBC制剂	主要是浓缩WBC。	输注后并发症较多，少用。
PLT制剂	成人输注1治疗量机采PLT，可使PLT增加20×10⁹/L～30×10⁹/L。	再生障碍性贫血、PLT低下、大量库存血、手术后PLT锐减。

注：LCG，白细胞凝集素；RIS，肾功能不全；HV，肝炎病毒；ARBC，洗涤红细胞；IRBC，冰红细胞；LPRBC，取白细胞的红细胞。

4.4.4.2　血浆成分

品名	特征	适应症
FP	新鲜血浆保存>1年，<5年；全血有效期内分离并保存（−30 ℃）的血浆。	CF缺乏、CD、出血倾向（输注库存血）。

续表

品名	特征	适应症
FFP	全血采集6 h内分离并保存(-20 ℃至-30 ℃)。	同FP。
冷沉淀	FFP在4 ℃融解时不融的沉淀物,每袋20～30 mL含FIB>150 mg、FVⅢ>80～120 U、vW因子。	血友病A、FIB缺乏症。
区别	FVⅢ、FV、部分FIB含量FFP高于FP。	—

注:FP,冰冻血浆;FFP,新鲜冰冻血浆;vW因子,血管性假血友病因子。

4.4.4.3　血浆蛋白成分

白蛋白制剂	20%ALB:可室温保存,体积小,便于携带和运输。
	5% ALB:提高血浆蛋白,补充BV、脱水;适应症:LALB(营养不良性水肿、肝硬化)。
免疫球蛋白	正常人免疫球蛋白(肌肉注射)、静脉注射免疫球蛋白、针对各种疾病的免疫球蛋白(抗乙肝、抗破伤风、抗牛痘)。
	肌肉注射免疫球蛋白:预防HV感染。
	静注丙种球蛋白:治疗重症感染。
浓缩凝血因子	AHF、Ⅸ复合物、AT-Ⅲ、FIB制剂。
	血友病、CF缺乏。

注:AHF,抗血友病因子;AT-Ⅲ,抗凝血酶Ⅲ;CF,凝血因子。

4.4.5　血浆代用品

概念	可代替血浆扩充容的胶体溶液。
右旋糖酐	6%右旋糖酐(等渗):多糖类代血浆。
	中分子量右旋糖苷(高渗):维持6～12 h。
	低分子量右旋糖苷:维持1.5 h,可渗透性利尿。用量<1500 mL/24 h。
羟乙基淀粉	玉米淀粉:维持时间较长,24 h尚有60%。休克(LBV)扩容,手术扩容。
	6%羟乙基淀粉:维持胶体渗透压、补充电解质、提供碱储备。
	注:低血容量休克纠正一般不超过24 h;不用于脓毒性休克和合并严重CD者。
明胶类	含明胶和电解质。
	4%琥珀酰明胶:COP达46.5 mmHg。

注:LBV,低血容量;CD,凝血功能障碍;COP,胶体渗透压。

4.5 肠外营养（PN）

4.5.1 概述

概述	概念:静脉途径提供营养。
	指征:>1周不能进食;EN无法达到目标量。
GLU	能源物质。
	供给量:3～3.5 g/(kg·d);占总热量50%。
	严重应激下GLU降至2～3 g/(kg·d)。
AA	氮源物质。
	平衡型氨基酸溶液:含所有必需氨基酸。
	推荐摄入量:1.2～2 g/(kg·d)。
ILP	能源物质(长链、中/长链、含橄榄油/油脂肪乳剂)。
	TG:0.7～1.3 g/(kg·d),占总热量的30%～40%。
	输注速度:1.2～1.7 mg/(kg·min)。
	注:TG>4.6 mmol/L,停用脂肪乳剂。
ETL	维持内环境稳定,维护酶活性,保障神经和肌肉应激性。
VIT	避免VIT、微量元素缺乏。

注:EN,肠内营养;GLU,葡萄糖;AA,氨基酸;TG,甘油三酯;ILP,脂肪乳;ETL,电解质。

4.5.2 肠外营养的配置、选择、输注

配置	TNA:将各种营养制剂混合配置后输注。
	PN袋:袋中有分隔,分装AA、GLU、ILP,使用前撕开隔膜充分混合即可。
途径	CV途径:>2周PN。颈内静脉、锁骨下静脉、头静脉PICC。
	PV途径:<2周PN。

续表

输注	持续输注:24 h内持续均匀输入。
	循环输注:短时间输注(病情稳定、长期PN、PN量稳定)。

注:TNA,全营养液混合方法;CV,中心静脉;PV,周围静脉;PICC,中心静脉导管。

4.5.3 并发症

静脉导管	脱出、折断、堵塞导致气胸、空气栓塞、血管和神经损伤。
	PICC相关感染,血栓性静脉炎。
代谢功能	营养物质直接进入循环可致代谢性疾病。
	H/LBG、AAMD、HLIP、EABI、VIT缺乏症。
脏器功能	肝损害:肠道分泌受抑制、不恰当的营养摄入。
	肠源性感染:长期禁食肠黏膜萎缩、上皮通透性增强、免疫功能降低,细菌异位。
骨病	代谢性骨病:ALP上升、OP、高Ca^{2+}血症、关节痛、骨折。

注:AAMD,氨基酸代谢紊乱;HLIP,高脂血症;EABI,电解质及酸碱代谢失衡;ALP,碱性磷酸酶;OP,骨质疏松。

第5章 重症基本操作技术

5.1 心肺复苏

5.1.1 概述

CPR	概念:SCA的急救措施,包括人工呼吸和心脏按压。
	高质量CPR:维持脏器灌注,首先是冠状动脉灌注。
	成功CPR:恢复自主呼吸、心跳、中枢神经系统。
	SCA脑细胞最先受累,故CPR扩展到CPCR。
复苏过程分段	BLS:胸外按压(可含早期除颤)。
	ALS:呼吸支持;早期除颤;ECG、CPP、$P_{ET}CO_2$、$S_{CV}O_2$监测;药物治疗。
	PCAC:自主循环恢复后的ICU治疗。

注:CPR,心肺复苏;SCA,心搏骤停;CPCR,心肺脑复苏;BLS,基础生命支持;ALS,高级生命支持;PCAC,复苏后治疗。

5.1.2 基础生命支持

5.1.2.1 CPR

概述	CAB:胸外按压30次,开放气道通气。
	启动EMS,同时CPR。

续表

心脏按压	SCA,血液循环停止,组织缺血、缺氧。
	胸外心脏按压;心泵理论和胸泵理论。
	胸外按压频率100~120次/分,按压深度5~6 cm。
通气	30:2按压模式:心脏按压30次后即进行2次通气。
	开放气道;舌后坠、呼吸道分泌、呕吐物、其他异物;舌后坠解决法:头后仰法、托下颌法。
	口对口(鼻)人工呼吸。每次送气时间>1 s,以免气道压过高。潮气量可以见到胸廓起伏即可,避免过度通气。
	注:不能因人工呼吸而中断心脏按压。
简易人工呼吸	球囊面罩:面罩、单向呼吸活瓣、呼吸球囊。
	人工气道建立后,接入气囊或呼吸机。
	球囊远端可以接入氧气,提高氧吸入浓度。

注:EMS,紧急医疗服务系统。

5.1.2.2　电除颤

概念	概念:直流电冲击心脏终止室颤。
	适应症:心搏骤停(85%)、VF、PVT。
	时限:VF 4 min内,CPR 8 min内。
能量	最大能量除颤:双向波200 J,单项波100 J。
除颤步骤	安装要求:电流通过最多的心肌组织。心底部:胸骨右缘锁骨下方;心尖部:左乳头外侧。
	电极板涂抹导电糊或垫盐水纱布,除颤手柄紧压皮肤,接触灯提示"绿灯接触良好"。
	除颤后立即CPR 5个周期(按压30次+通气2次=1个周期),减少因除颤导致的按压中断。
注意事项	①两电极间不能有导电糊;②电极放置避开起搏器;③放电前提醒他人;④双手同时按压放电。

注:VF,心室纤颤;PVT,无脉性室速。

5.1.3　高级生命支持

5.1.3.1　呼吸支持

要求	专业人员开展心脏按压和人工呼吸。
	建立人工气道。
器官插管	保障通气与供氧,防止误吸、避免心脏按压中断,监测 $P_{ET}CO_2$。
方案	正压通气 8~10 次/分,维持气道压<30 mmHg。

5.1.3.2　恢复和维持自主循环

要求	恢复和维持自主循环。
指征	SCA、VF、PVT。
CPR 方案	DFB 后立即 CPR 2 min。
	VF/PVT(DFB 1 次无效):再次 DFB,继续 CPR 2 min,EPI(1 mg,3~5 min 重复给予)+人工气道(监测 $P_{ET}CO_2$)。
	VF/PVT(DFB 2 次无效):VF/PVT,除颤+CPR(2 min),需考虑病因。
	PEA、ASS:EPI(1 mg,3~5 min 重复给予)+人工气道(监测 $P_{ET}CO_2$)。
其他	反复救治,直至恢复自主循环。
	病因治疗。

注:DFB,电除颤;PEA,无脉性电活动;ASS,心脏静止。

5.1.3.3　CPR 期间的监测

ECG	ECG 明确诊断复苏过程中的各种心律。
$P_{ET}CO_2$	$P_{ET}CO_2$ 判断 CPR 效果。
	$P_{ET}CO_2$<10 mmHg:CO 和肺灌注差;$P_{ET}CO_2$>20 mmHg 提示 CO 上升和肺灌注改善改善。
	$P_{ET}CO_2$>10 mmHg:CPR 有效。

续表

CPP/AP	概念:主动脉DBP和右房DBP之差。
	CPP<15 mmHg:自主循环难以恢复。
	动脉DBP<20 mmHg:自主循环很难恢复;需加用EPI和AVP。
ScvO$_2$	ScvO$_2$正常值:70%～80%。
	ScvO$_2$≤40%:复苏成功率很低。
	ScvO$_2$≥40%:自主循环可能恢复。
	ScvO$_2$40%～72%:自主循环恢复概率增大。
	ScvO$_2$>72%:自主循环可能已恢复。

注:CO,心排血量;P$_{ET}$CO$_2$,呼气末;CPP,冠状动脉灌注压;ScvO$_2$,中心静脉血氧饱和度;EPI,肾上腺素;AVP,血管升压素。

5.1.3.4 药物治疗

概述	目的:激发自主搏动,增强心肌收缩力,防治心律失常。
	给药途径:首选静脉途径。气管插管给药(EPI、利多卡因、阿托品:常规用量2～2.5倍+0.9%NaCl 10 mL雾化吸入)。心内注射。
缩血管药	EPI:CPR时1 mg,iv(3～5 min重复1次)。
	可除颤心律:≥1次除颤+CPR(2 min)不能恢复自主循环者,使用EPI。
	对于不可除颤心律:尽早使用EPI。
	AVP:和EPI无区别。
抗心律失常药	ADR:300 mg,iv(可重复150 mg,总量/日<2 g),ADR有扩血管作用,需预防BP下降。
	LDC:1～1.5 mg/kg,iv(5～10 min可追加0.5～0.75 mg/kg,MAX:3 mg/kg)。
	MgSO$_4$:TDP相关性SCA。
其他	不推荐SCA时使用ATP、NaHCO$_3$。

注:EPI,肾上腺素;ADR,胺碘酮;LDC,利多卡因。

5.1.4 复苏后治疗

5.1.4.1 优化通气和氧合

概述	ROSC后,维持呼吸。
气管插管	X射线定位气管位置。
	抬高床头30°,预防误吸。
	调节吸O_2浓度,保持$SaO_2 \geqslant 94\%$。
	避免再灌注损伤和氧中毒。
机械通气	昏迷、自主呼吸尚未恢复、通气氧合障碍。
	避免大TV和高气道压损伤。
	维持$PaCO_2$正常水平。

注:TV,潮气量。

5.1.4.2 维持血流动力学稳定

概述	血流动力学稳定是CPR重要指标。
	SCA后,即使ROSC,血流动力学也常不稳定。
监测	AP、CVP。
	Swan-Ganz漂浮导管。
治疗	补液+血管活性药。
	维持BP正常,$MAP \geqslant 65$ mmHg,$ScvO_2 \geqslant 70\%$。
其他	病因治疗。

注:AP,动脉压;MAP,平均动脉压。

5.1.4.3 脑复苏

概述	防止SCA后脑损伤。
	脑组织:2%Wt,血流量:15%～20% CO,血氧量:20%～25%全身,GLU消耗:65%。
	脑完全缺血5～7 min即可出现脑损伤,ROSC后发生再灌注损伤。
	改善脑的供氧平衡,防止脑损伤,减轻IRI。
低温治疗	体温每降低1℃,脑代谢率下降5%～6%,脑血流下降6.7%,颅内压下降5.5%。
	SCA≤4 min:无须低温治疗。ROSC后昏迷:低温治疗。
	治疗时机:循环稳定但神志未恢复、体温有升高趋势(肌张力增高)。
	治疗效果:神志恢复(听觉恢复)。
	治疗时限:24～72 h,不超过5 d。
改善血流灌注	提高AP,防治BE,降低颅内压。
	MAP≥65 mmHg:有利于微循环重建。
	治疗方案:脱水、低温、EPI。
其他	药物治疗,暂缺。

注:BE,脑水肿。

5.2 心肺监测

5.2.1 循环监测

ECG	心率、心律、心肌缺血。
血流动力学	Swan-Ganz导管:心室负荷。
	CO、PAWP、CVP:心脏负荷、肺水肿。
	脉搏波分析、CO变异:连续动态监测CO、ITBV、EVLW、SVV。
	床边抬腿试验、床边超声、阻抗法、NICO:指导临床血容量管理。

组织灌注监测	传统监测:BP、P、UV、末梢循环状态。
	血LA浓度:正常值为≤2 mol/L;LA>4mol/L并持续48 h以上者,预后不佳,DR>80%以上。
	SvO₂:指肺动脉SaO₂,正常值为70%～75%,SvO₂<60%:氧合受到威胁,SvO₂<50%:缺O₂严重;SvO₂>80%:用O₂不充分。
PgCO₂	胃黏膜内CO₂分压(PgCO₂):正常值<45 mmHg,动脉血CO₂与胃黏膜内CO₂分压差[P(g-a)CO₂]正常值<9 mmHg。

注:CO,心排血量;PAWP,肺动脉楔压;CVP,中心静脉压;ITBV,胸腔内血容量;EVLW,血管外肺水含量;SVV,每搏输出量变异度;NICO,重复CO₂吸入法;SvO₂,混合静脉血氧饱和度。

5.2.2　血流动力学参数及计算方法

参数	方法	正常值范围
血压(BP)	测定	90～140/60～90 mmHg 平均105/70 mmHg
心率(HR)	测定	60～100次/分
心排血量(CO)	测定	5～6 L/min
心脏指数(CI)	CO(心排血量)/BSA	(3.5 ± 0.5)L/$(min\cdot m^2)$
每搏量(SV)	CO×1000/HR	60～90 mL/beat
每搏指数(SVI)	SV/BSA	40～60 mL$(beat\cdot m^2)$
左室每搏功指数(LVSWI)	(MAP–PAWP)×SVI×0.0136	60 g·m/m²
右室每搏功指数(RVSWI)	(PAWP –CVP)×SVI×0.0136	2～6 g·m/m²
中心静脉压(CVP)	测定	5～10 cmH₂O
肺动脉压(PAP)	测定	17～30/6～12 mmHg 平均18/10 mmHg
肺动脉楔压(PAWP)	测定	6～12 mmHg
体循环血管阻力(SVR)	(MAP–CVP)×80/CO	1760～2600 N/cm⁵

续表

参数	方法	正常值范围
肺循环血管阻力(PVR)	(MPAP−PAWP)×80/CO	45～225 N/cm⁵
动脉血氧含量(CaO₂)	1.39×SaO₂×HB+0.031×PaO₂	160～220 mL/L
动静脉氧含量差[C₍ₐ₋ᵥ₎O₂]	CaO₂−CvO₂	4～8 mL/L
氧输送(DO₂)	CI×CaO₂×10	520～720 mL/(min·m²)
氧耗量(VO₂)	CI×C₍ₐ₋ᵥ₎O₂×10	100～170 mL/(min·m²)
氧摄取率(ERO₂)	C₍ₐ₋ᵥ₎O₂/CaO₂	22%～30%
体表面积(BSA)	0.61×身高(m)+0.0128×体重(kg)−0.1529	

5.2.3 呼吸监测

概述	监测肺通气、肺换气。
	评估损害和治疗效果。
氧疗	通过供氧装置使FiO₂>空气的氧浓度。
	轻度通气障碍、肺部感染：氧疗。肺泡完全萎陷(水肿、血液灌流停止)：氧疗+病因治疗。
	高流量系统：吸入的气体都由装置提供，FiO₂稳定可调。
	低流量系统：吸氧的同时还吸空气，FiO₂不稳定，也不易控制。
机械通气	目的：保障通气功能、维持换气功能、减少呼吸机做功。
	VILI：呼吸机引起或加重肺损伤(压力损伤、容量伤、生物伤)。
	常用模式：CMV、AC、SIMV、PSV、PEEP。

注：FiO₂，吸入氧浓度；VILI，呼吸机相关肺损伤；CMV，控制呼吸；AC，辅助控制呼吸；SIMV，同步间歇指令通气；PSV，压力支持通气；PEEP，呼气末正压。

5.2.4　常用呼吸功能监测参数

参数	正常范围
潮气量(V_T)	6～10 mL/kg
呼吸频率(RR)	12～20次/分
动脉血氧饱和度(SaO_2)	96%～100%
动脉血氧分压(PaO_2)	80～100 mmHg
氧合指数(PaO_2/FiO_2)	>300
动脉血CO_2分压($PaCO_2$)	35～45 mmHg
最大吸气力(MIF)	75～100 cmH$_2$O
肺内分流量(QS/QT)	3%～5%
无效腔量/潮气量(VD/VT)	0.25～0.40
肺活量(VC)	65～75 mL/kg

5.2.5　病情评估

概述	评估病情和预后。
	提供诊疗客观标准。
	评判药物效果。
	评价医护质量。
类别	急性生理与慢性健康状况评分(APACHE)。
	治疗干预评价系统(TISS)。
	多脏器功能障碍(MODS)评分。
	全身感染相关性器官功能衰竭(SOFA)评分。

5.3 呼吸支持

5.3.1 氧疗

概念	增加吸入 O_2 浓度,纠正缺 O_2 状态。
	增加 O_2 利用,减少呼吸做功,降低缺 O_2 性 PAHP。
指征	CRF:PaO_2<60 mmHg。
	ARF 低 O_2 血症不伴 CO_2 潴留(吸氧≥35%,使 PaO_2>60 mmHg 或 SaO_2>90%)。
	ARF 低 O_2 血症伴 CO_2 潴留(吸氧<35%,控制 $PaO_2$60 mmHg 或 $SaO_2$90% 略高)。
装置	鼻导管、面罩、机械通气氧疗、高压氧疗。
注意事项	防止氧中毒。
	注意吸入气体的温化和湿化。
	吸氧装置需定期消毒。
	注意防火。

注:PAHP,肺动脉高压。

5.3.2 人工气道的建立与管理

5.3.2.1 建立

概述	保持呼吸道通畅,保证充分的通气换气。
目的	解除梗阻,清除分泌物,防止误吸。
方法	紧急处理:清除分泌物和异物,放置口咽通气道,加压给氧。
	喉上途径:口鼻器官插管;喉下途径:环甲膜穿刺或气管切开。
	准备:喉镜、呼吸器、气管导管、负压吸引器。
	方法:经口鼻插管术。
	监测:BP、P、R、ECG、SpO_2、$ETCO_2$。

并发症	牙齿脱落、下颌关节脱位。
	黏膜损伤、出血。
	SBC、SCA、心律失常。
	导管扭曲、阻塞。
	喉头水肿、支气管痉挛、肺不张。

注：SBC，心动过缓；SCA，心搏骤停。

5.3.2.2　管理

插管	固定:防脱落、防移位。
拔管	清除滞留物:防误吸。
气囊	最佳充气量;破损。
口腔护理	防感染。
其他	胸部理疗。

5.3.3　正压机械通气

概念	呼吸机恢复通气,改善氧合的技术。
指征	通气障碍:COPD、哮喘、间质性肺炎。
	换气障碍:ARDS、重症肺炎。
禁忌	现代机械通气已无绝对禁忌;气胸、纵隔气肿为相对气肿。
通气模式	CMV:无自主呼吸。
	AMV:有一定自主呼吸。
	CMV、AMV、A-CV、PEEP、SIMV、PSV、CPAP、BIPAP。
并发症	气压-容积伤、生物伤、CO下降、BP下降、VAP。
撤机	概念:机械通气到自主呼吸的过渡阶段。
	指征:RF病因去除。
	方法:逐渐撤机。

注：CMV，控制通气；AMV，辅助通气；A-CV，辅助-控制通气；PEEP，呼吸末正压；VAP，呼吸机相关性肺炎。

5.3.4 无创机械通气

无创正压通气	OSAHS。
	ARF、CRF、COPD、APE。
	免疫力低下、HC。
无创呼吸机	BIPAP。
其他	高频通气、体外模式氧合(ARF治疗)。

注：APE，急性肺水肿；HC，家庭康复；BIPAP，双相气道正压。

5.4 血液透析

5.4.1 概述

概念	替代肾脏对溶质和液体的清除。
原理	半透膜原理:溶质交换清除。
	弥散:浓度梯度差清除。
	对流:压力梯度差清除。
透析	血液经血管进入血泵进入透析器,再经血管返回机体。
	透析膜表面积1.5～2 m^2。
透析液	HCO_3^-缓冲液(含Na^+、K^+、Ca^{2+}、Mg^{2+}、Cl^-、GLU)。
	Na^+保持生理浓度,其他离子依病情调整。
	透析用水纯度。

5.4.2 血管通路

动静脉内瘘	自体A-V瘘:桡A(肱A)与头V(贵要V)吻合,浅静脉"动脉化"。
	内瘘成形术:血透前1~3个月手术,便于瘘管成熟、评价、修复,确保内漏功能,保障血透实施。
	人造血管内瘘:适用于无法建立自体动静脉内瘘者,但血栓和感染率较高。
深静脉置管	经皮双腔深静脉导管:临时、长期。
	静脉选择:颈内V、股V、锁骨下V。
	并发症:感染、血栓、静脉狭窄。

注:A,动脉;V,静脉。

5.4.3 指征与治疗

指征	AKI、CRF。
	药物和毒物中毒。
	难治性HF、APE、HEABI。
抗凝	透析时需抗凝。
	肝素:0.3~0.5 mg/kg,5~10 mg/h追加。
	明显出血(出血倾向):小剂量肝素化、枸橼酸抗凝。
透析剂量	HD一般3次/周,每次4~6 h。
	尿素清除指数(Kt/V):1.2~1.4。

注:AKI,急性肾损伤;HF,心力衰竭;APE,急性肺水肿,HEABI,水电解质酸碱紊乱。

5.4.4 并发症

透析失衡综合征	溶质清除过快,细胞内外渗透压失衡,引起颅内压增加和脑水肿。
	时间:透析中或透析后早期。
	临床:恶心、呕吐、烦躁、头痛、意识障碍。
	预防:首次HD采用低效透析。

续表

低血压	超滤过多过快、有效循环BV不足、透析膜反应。
	控制体重;调整降压药;补充BV。
血栓	人工血管或深静脉导管透析:需低分子量肝素或吲哚布芬长期抗凝。
其他	AEB、LBG、HMR、透析器首次使用综合征。

注:BV,血容量;AEB,空气栓塞;LBG,低血糖;HMR,出血。

5.4.5　连续性肾脏替代治疗(CRRT)

概念	持续、缓慢清除溶质和水分的血液净化技术。
	24 h维持治疗,可依病情调节。
特征	对HMD影响小,HD渗透压变化小。
	持续清除代谢废物,稳定内环境,创造PN或EN条件。
	以对流清除为主,中小分子物质同时清除。
	可实现床旁治疗与急救。
指征	AKI、CRF、MODS、ARDS、CHF、CS、CPB、脓毒症、药物或毒物中毒。

注:HMD,血流动力学;CHF,充血性心力衰竭;CS,挤压综合征;CPB,心肺体外循环。

5.5　腹腔穿刺术

5.5.1　概述

原理	妇科病变位于盆腔及下腹部,腹穿抽吸腹腔液体或组织,可诊断兼治疗。
诊断	腹腔积液性质;查找癌细胞;细针穿刺活检。

治疗	穿刺放液,降低腹压,缓解呼吸困难。
	腹腔化疗。
	气腹 X 射线造影。
禁忌	疑有腹腔内严重粘连、肠梗阻者。
	疑为巨大卵巢囊肿者。
	大量腹腔积液伴严重 ABI。
	精神异常或不能配合者。
	中晚期妊娠。
	DIC。

注：ABI，电解质紊乱。

5.5.2　腹腔穿刺术

手术前准备	腹部超声:定位。
	阴道超声:手术前排空膀胱。
	仰卧位:腹腔积液较多,或囊内穿刺。半卧位或侧斜卧位:液体量较少。
部位	脐与左髂前上棘连线中外1/3交界处。
麻醉	0.5% LDC局部麻醉。
腹水穿刺	7号穿刺针,垂直入腹,穿透腹膜时针头阻力消失。
	固定针头,拔出针芯,抽取液体送检(细胞学检查:100～200 mL,其他:10～20 mL)。
	导管连接穿刺针,放腹水。
	拔针、消毒,包扎、固定。
活检	细针(特制)穿刺活检。
	超声引导穿入肿块,抽取组织。

注：LDC，利多卡因。

5.5.3 穿刺液性质和结果判断

血液	新鲜血液:血管刺伤(迅速凝固)。
	陈旧性暗红色血液:腹腔内出血(不凝固)。
	不凝固陈旧性血液:陈旧性宫外孕。
	巧克力色黏稠血液:卵巢 EMT 破裂。
脓液	黄色、黄绿色、淡巧克力色,有臭味。
	涂片、细菌培养+药敏试验。
炎性渗液	粉红色、淡黄色、混浊液体。
	涂片、细菌培养+药敏。
腹腔积液	血性、浆液性、黏液性。
	常规化验:SG、RBC、WBC、PRO、细胞学检查、浆膜黏蛋白试验。
	特殊检查:抗酸杆菌、结核杆菌。
	血性腹水:脱落细胞检查。

5.5.4 注意事项

手术前	检测生命体征和腹部体征。
穿刺	严格无菌操作。
	控制针头入腹深度,防止血管和肠管损伤。
放液	放液必须固定针头,防止损伤肠管。
	放液速度<1000 mL/h,放液量每次<4000 mL。
	腹带束腹,防止腹压骤减。
	休克时停止放液。
注药	腹腔注药,慎防毒副反应。
手术后	卧床休息8~12 h。

5.6　阴道后穹隆穿刺术

5.6.1　概述

原理	腹腔最低部位,易积液。
指征	腹腔内出血。
	盆腔积液穿刺引流、局部注药。
	盆腔肿块内容物细针穿刺活检。
	OEMT 穿刺或宫外孕药物注射治疗。
	ART 穿刺取卵。
禁忌	盆腔粘连严重。
	肠管与子宫后壁粘连。
其他	异位妊娠手术治疗时避免穿刺。

注: OEMT,卵巢子宫内膜异位囊肿; ART,辅助生殖技术。

5.6.2　方法

准备	排空膀胱,消毒阴道。
	双合诊探查后穹隆是否膨隆。
	窥器暴露宫颈和后穹隆并消毒。
	钳夹宫颈后唇,暴露后穹隆。
穿刺抽液	腰椎穿刺针(22 号长针头)接 5 mL 注射器。
	后穹隆中央或稍偏病侧(最膨隆处),即阴道后壁与宫颈后唇交界处稍下方,平行宫颈管进针 2～3 cm。
	直接抽吸、退针抽吸、变向抽吸。
活检	细针(特制)穿刺活检,方法相同。
其他	拔针,穿刺点压迫止血。
	血止后取出阴道窥器。

5.6.3　穿刺液性质和结果判断

详见"5.5.3章节"。

5.6.4　注意事项

部位	穿刺点在阴道后穹隆中点。
方向	进针方向与宫颈平行。
深度	穿刺深度2～3 cm。
判断	抽出血液<5 min凝固:提示血管血液(或滴在纱布上出现红晕)。
	抽出血液>5 min仍不凝固:腹腔内出血。
检测	涂片、药敏试验、细胞学检查。
	抽取的组织送病检。
其他	B超探测液体量。
	穿刺(−)不能排除腹腔内出血。

5.7　中心静脉置管术

5.7.1　概述

概念	概念:右心房、上下腔静脉胸腔段的压力。
	意义:反映右心房压(正常值:50～120 mmH$_2$O)。
	影响因素:心功能、BV、血管张力。
	注:CVP有别于PVP。
指征	创伤、休克、ACF。
	大量快速补液治疗。
	心血管、颅脑、腹部手术。
	需要长期输液或接受完全肠外营养的病人。

续表

禁忌	穿刺或切开部位感染、CD。
临床意义	<50 mmH$_2$O：BV 不足。BV 补足+休克+CVP>100 mmH$_2$O：HF 或容量血管过度收缩。
	150～200 mmH$_2$O：HF、PE。
	<100 mmH$_2$O：也可能发生 PE。

注：PVP，周围静脉压；BV，血容量；CD，凝血功能障碍；ACF，急性循环衰竭；HF，心力衰竭；PE，肺水肿。

5.7.2　中心静脉置管术

体位	仰卧位。
麻醉	局麻，2%LDC。
方法	上腔静脉：锁骨下静脉、右侧颈内/外静脉穿刺插管。
	下腔静脉：股静脉穿刺插管。
	精确度：上腔静脉>下腔静脉。
测压	测压计的零点调整到右侧心房水平。
其他	防治 AEB。

注：LDC，利多卡因；VP，静脉压；AEB，空气栓塞。

5.7.3　中心静脉经皮穿刺法

右颈内静脉穿刺法	右锁骨头、胸骨头、锁骨三角区顶部为穿刺点，与冠状面呈30°向下向后向外进针，指向锁骨头内缘锁骨上缘后方，回抽出血，再进2～3 cm。
	插入深度15 cm。
右颈外静脉穿刺法	头低脚高位（身体倾斜约20°），吸气颈外静脉不完全塌陷时，向心方向穿刺插管至右侧第2肋胸骨旁。
	置管长度12～15 cm。
锁骨下静脉穿刺法	仰卧位上臂外展80～90°，锁骨内1/3交界处下方1 cm，与胸壁皮肤呈20°～30°进针，指向胸锁关节，进针约3 cm，回抽见血。

续表

	插管深度左侧12~15 cm,右侧10 cm。
大隐静脉穿刺插管法	腹股沟韧带下方3 cm,股动脉内侧1 cm,做长3~4 cm纵切口,暴露大隐静脉后,插入导管。
	插入深度40~50 cm(切口至剑突上3~4 cm)。

5.7.4 注意事项

波动	CVP突然波动性升高,提示导管尖端进入右心室,退回一小段再测量。
阻塞	0.9%NaCl冲洗导管;变动导管位置;肝素(3.8%枸橼酸钠)冲洗导管。
时间	置管时间>3 d(一般<5 d),需抗凝冲洗。
其他	静脉炎或血栓静脉炎。

5.8 眼底检查术

5.8.1 概述

概念	眼底镜放大观察视网膜。
临床	HBP、RD、DM、HDP、GDM会发生眼底病变。
	眼睛:机体橱窗。
结构	电源+光学装置。
	凸透镜+凹透镜:显示眼底。
	凸透镜:增强亮度。
	三棱镜:观察眼底图像。

注:RD,肾脏疾病;DM,糖尿病;HDP,妊娠期高血压疾病;GDM,妊娠期糖尿病。

5.8.2　眼底检查

概述	暗室内进行,病人坐位,检查者站位。
试镜	透照法:检测屈光间质是否混浊。反光(橘红色)有黑影提示有混浊。
	定位混浊:晶状体前方、晶状体、玻璃体。
检查	概述:先检视乳头,再检视网膜动静脉分支各象限,最后检查黄斑。
	视乳头:光线自颞侧约15°角射入,观察形状、色泽、大小、边缘清晰度。
	视网膜:水肿、渗出、出血、脱离、新生血管。
	动静脉:粗细、行径、AV交叉压迫、拱桥现象,AV管径比(2:3)。
	黄斑:水肿、渗出、出血、色素、中心凹反射。
记录	视乳头、黄斑、视网膜中央AV行径。
	距离和范围大小以视乳头直径(PD)为标准计算(1PD=1.5 mm)。
	以D(3D=1 mm)测量隆起和凹陷程度。

注:D,屈光度;A,动脉;V,静脉。

5.8.3　注意事项

裂隙灯检测	屈光间质混浊(眼底镜看不清眼底)。
散瞳检测	小儿或瞳孔过小。

5.9　宫腔填塞

5.9.1　概述

概述	概念:油纱条填塞宫腔。
	功效:刺激宫缩、压迫止血。
	适应症:PPH。

续表

指征	宫缩乏力致PPH经治疗无效。
	PPH转运之前。
禁忌	ROU、宫颈裂伤、宫腔感染。
其他	分类:无菌纱布条填塞和球囊填塞。
	并发症:手术后感染;填塞不当引起隐性出血。

注:PPH,产后出血;ROU,子宫破裂。

5.9.2 宫腔填塞术

体位	膀胱截石位。
麻醉	适当镇静。
手法填塞	一手固定下按宫底,另一手用油纱条于宫底两侧往复填塞,直至宫腔填满(不留死腔),最后再向内压紧。
	宫颈及阴道填塞同宫腔。
	外阴覆盖纱布垫。
	促宫缩治疗,并以沙袋压迫包扎腹部。
器械填塞	助手固定下按宫底,手术者左手入宫腔引导,右手夹持纱布条逐层有序从内向外填塞宫腔。
	其他同手法填塞。

5.9.3 处理

手术前	长6 m、宽5~6 cm、厚4~5层。
	无菌卵圆钳或胎盘钳1把。
	适度镇静。
手术中	纱布条必须按次序塞紧,不留死腔,避免隐性出血。
	避免过度用力。
	观察出血量、宫缩、BP、BRT、CRT。

手术后	防治休克、子宫持续出血、血压持续下降,可考虑其他止血治疗。
	促宫缩、预防感染。
	留置导尿管,与纱布同时取出。
	手术后24～48 h取出纱布,同时配合使用强有力的宫缩剂。

注:BRT,血常规;CRT,血凝常规。

5.9.4　其他治疗方案

指征	PPH(宫缩乏力)。
子宫压缩缝合术	B-Lynch式、Hayman式、Cho式、Pereira式。
结扎盆腔血管	子宫动脉结扎术。
	髂内动脉结扎术。
经导管动脉栓塞术	股动脉穿刺,ⅡA、UA栓塞(明胶海绵颗粒)。
	栓塞剂2～3周后吸收。
子宫切除	子宫切除术。

注:ⅡA,髂内动脉;UA,子宫动脉。

5.10　骨髓活组织检查

5.10.1　概述

	骨髓穿刺	骨髓活检
概念	抽取骨髓液。	抽取骨髓组织。
检测	细胞分析、细胞培养、微生物。	MDS、MF、MTC、APA。
部位	髂前(后)上棘、胸骨。	髂前(后)上棘。
体位	仰(侧)卧位、坐位。	仰(侧)卧位。

续表

	骨髓穿刺	骨髓活检
麻醉	皮肤、皮下、骨膜(2%LDC)。	同骨髓穿刺。
处理	骨髓液涂片。	10%甲醛固定组织,病检。
包扎	纱布外敷针孔,胶布加压固定。	2%碘酊消毒穿刺点,干棉球压迫,纱布外敷,固定。

注:MDS,骨髓异常增生症;MF,骨髓纤维化症;MTC,骨髓转移癌;APA,再生障碍性贫血;LDC,利多卡因。

5.10.2 穿刺部位

髂前上棘	其后1～2 cm处骨面平坦,易于固定,操作方便,危险性极小。
髂后上棘	骶椎两侧、臀部上方突出部位。
胸骨	胸骨柄和胸骨体相当于第1、2肋间隙部位。
	此处胸骨较薄、危险性高但骨髓液丰富,用去其他部位穿刺失败者。
腰椎	腰椎棘突突出部位。

5.10.3 穿刺与取材

	骨髓穿刺	骨髓活检
工具	骨髓穿刺针。	骨髓活组织穿刺针。
深度	髂骨1.5 cm;胸骨1.0 cm。	1 cm。
角度	针与骨面垂直(胸骨:30°～40°)。	同骨髓穿刺。
穿刺	接触骨质,缓慢刺入,突感阻力消失,针在骨内固定,提示进入骨髓腔(针未固定,再进少许)。	顺时针进针至骨质,拔芯,针座上安装接柱,插入针芯再进1 cm,针管转动360°,离断并摄取骨髓组织。
取材	拔出针芯,连接10 mL注射器抽吸,感尖锐酸痛,即可见红色骨髓液。注:检测量0.1～2 mL;细菌培养量1～2 mL。	顺时针退针,取出骨髓组织,95%乙醇或10%甲醛固定,送检。

5.10.4　注意事项

	骨髓穿刺	骨髓活检
凝血	检测 CRT+BRT。	同骨髓穿刺。
麻醉	麻醉前做普鲁卡因皮试。	同骨髓穿刺。
穿刺	穿刺轻柔,针摆幅不可过大,不能强行进针。	进针过深,不易取得骨髓组织。
取材	细胞计数、分类、形态检测,需骨髓液 0.1～0.2 mL,而细菌培养需骨髓液 1～2 mL。注:骨髓液极易凝固,需立即涂片(同时送血涂片)。	骨髓组织穿刺针内径较大,抽骨髓液量不易控制,不用于骨髓涂片取液。

注:CRT,凝血常规;BRT,血常规。

5.11　淋巴活组织检查

5.11.1　淋巴结穿刺术

概念	LN 肿大,LN 取液,行细胞学或病原生物学检测。
部位	肿大明显的 LN。
消毒	局部消毒。
穿刺	固定 LN,沿 LN 长轴刺入 10 mL 注射器,边拔针边抽吸。
涂片	固定内栓,拔出针头,将针头内的抽取液喷射到载玻片上涂片。
包扎	外敷纱布并固定。

注:LN,淋巴结。

5.11.2 淋巴结穿刺注意事项

选择	易固定;远离血管。
穿刺	可在不同方向连续穿刺抽吸。
性状	淡黄色:炎性。黄绿色或污灰色:结核。
时间	餐前穿刺。

5.11.3 淋巴结活组织检查术

概念	LN肿大,而LN穿刺不能诊断,可LN活检。
部位	全身浅表LN肿大:腹股沟LN。
	胸腔:右锁骨上LN。腹腔:左锁骨上LN。盆腔及外阴:腹股沟LN。
麻醉	2%利多卡因局部麻醉。
取材	常规方法摘取淋巴结。
送检	10%甲醛固定送检。
包扎	缝合切口,2%碘酊消毒,外敷纱布固定。

5.11.4 淋巴结活检注意事项

损伤	避免损伤大血管。
诊断	切开LN,剖面贴印于载玻片,染色观察。

5.12　腰椎穿刺

5.12.1　概述

概念	检查:脑脊液的性质。
	诊断:脑膜炎、脑炎、ASH。
	测定:ICP、蛛网膜下腔阻塞。
	鞘内注射药物。
体位	侧卧位,背与床垂直,两手抱膝,头向前胸屈曲。
	助手用力挽患者头和腘窝,增宽椎间隙,利于进针。
麻醉	2% LDC 局麻皮肤至椎间韧带。
穿刺	垂直背部缓慢刺入4~6 cm。
	针头穿过韧带和硬脑膜,落空感,缓慢拔出针芯,可见脑脊液流出。
测压	测量脑脊液压力(正常值:80~180 mmH$_2$O)。
取材	收集脑脊液2~5 mL送检。
包扎	拔针外敷纱布固定。
	去枕平卧4~6 h(低颅压头痛)。

注：ICP，颅内压；ASH，蛛网膜下腔出血。

5.12.2　Quechenstedt 试验

概述	了解ASB程度。
	初压测量后,压迫右侧颈静脉10 s,再压左侧,最后同时按压。
压颈试验	通畅:压迫颈静脉,脑脊液压力迅速升高(1倍),放松后(10~20 s)后迅速复原。
	完全阻塞:压迫颈静脉,脑脊液压不变。
	不完全梗阻:压迫颈静脉,脑脊液压上升缓慢,放松后下降也缓慢。
禁止	IICP、颅后窝肿瘤。

注：ASB，蛛网膜下腔阻塞；IICP，颅内压增高。

5.12.3　注意事项

禁忌	IICP、休克、濒危者。
临床	穿刺时 R、P 异常,停止操作,对症治疗。
鞘内给药	等量置换。

参考文献

[1]谢幸,孔北华,段涛,等.妇产科学[M].9 版.北京:人民卫生出版社,2018:5-15.

[2]刘开江,刘青.妇科肿瘤腹腔镜手术图解[M].北京:人民卫生出版社,2018:62-83.

[3]林保良,杨清,王玉.宫腔镜的临床应用[M].沈阳:辽宁科学技术出版社,2018:30-46.

[4]刘长文.高危孕产妇重症监测与治疗[M].北京:人民卫生出版社,2013:141-207.

[5]Taylor C, Ellett L, Hiscock R, et al. Hysteroscopic management of retained products of conception: A systematic review[J]. Aust N Z J Obstet Gynaecol,2022,62(1):22-32.

[6]Davies A, Mathur N, Lau T, et al. Venous air embolism in CT coronary angiography[J]. J Med Imaging Radiat Oncol,2022,66(3):351-356.

[7]Ladaga N, Busman M, Ouellette L, et al. Pediatric vulvo-vaginal lacerations in a community-based population[J].Am J Emerg Med,2022,55:194-195.

[8]Noël L,Thilaganathan B. Caesarean scar pregnancy: Diagnosis, natural history and treatment [J]. Curr Opin Obstet Gynecol,2022,34(5):279-286.

[9]Schlüter D, Schulze-Niemand E, Stein M, et al. Ovarian tumor domain proteases in pathogen infection[J]. Trends Microbiol,2022,30(1):22-33.

[10]Ende H B. Risk assessment tools to predict PPH [J]. Best Pract Res Clin Anaest hesiol,2022,36(3-4):341-348.

[11]Williams V F, Oh G T. Update: heat illness, active component, U.S. Armed Forces,2021[J]. MSMR,2022,29(4):8-14.

[12]Gong G, Yin C, Huang Y, et al. A survey of influencing factors of missed

abortion during the two-child peak period[J]. J Obstet Gynaecol,2021,41(6):977-980.

［13］何庆.危重急症抢救流程解析及规范[M].21版.北京:人民卫生出版社,2022:59-67.

［14］严滨.妇产科急危重症[M].北京:中国协和医科大学出版社,2013:332-336.

［15］左建新,高艳萍,王华云,等.妇产科综合诊治精要[M].北京:科技文献出版社,2019:235-245.

［16］Gardikioti A, Venou T M, Gavriilaki E, et al. Molecular advances in preeclampsia and HELLP syndrome[J]. Int J Mol Sci,2022,23(7):3851.

［17］Onisâi M, Vlădăreanu A M, Spînu A, et al. ITP-new era for an old disease[J]. Rom J Intern Med,2019,57(4):273-283.

［18］Ramanathan R, Ibdah J A. Mitochondrial dysfunction and AFLP[J]. Int J Mol Sci,2022,23(7): 3595.

［19］Gietka-Czernel M, Glinicki P. Subclinical hypot hyroidism in pregnancy: Controversies on diagnosis and treatment[J]. Pol Arch Intern Med,2021,131(3):266-275.

［20］Yavuz Y, Sentürk M, Gümüş T, et al. Acute appendicitis in pregnancy[J]. Ulus Travma Acil Cerrahi Derg,2021,27(1):85-88.

［21］Yang Q Y, Hu J W. Prediction of moderately severe and severe acute pancreatitis in pregnancy: Several issues [J]. World J Gastroenterol, 2022, 28 (33): 4926-4928.

［22］Cheng V, Matsushima K, Sandhu K, et al. Surgical trends in the management of acute cholecystitis during pregnancy[J]. Surg Endosc,2021,35(10):5752-5759.

［23］Yang R L, Lang M Z, Li H, et al. Immune storm and coagulation storm in the pathogenesis of AFE[J]. Eur Rev Med P harmacol Sci,2021,25(4):1796-1803.

［24］Habeš D, Střecha M, Kalousek I, et al. Uterine rupture during pregnancy[J]. Ceska Gynekol,2019,84(5):345-350.

［25］于凯江,杜斌.重症医学[M].2版.北京:人民卫生出版社,2018:172-184.

［26］刘大为,邱海波,许媛,等.实用重症医学[M].2版.北京:人民卫生出版社,2018:827-841.

［27］王建枝,钱睿哲,吴立玲,等.病理生理学［M］.9版.北京:人民卫生出版社,2018:271-284.

［28］Do C,Vasquez P C,Soleimani M. Metabolic alkalosis pathogenesis,diagnosis, and treatment:Core curriculum 2022［J］. Am J Kidney Dis,2022,80(4):536-551.

［29］Faria I,T hivalapill N,Makin J,et al. Bleeding,hemorr hagic shock,and the global blood supply［J］. Crit Care Clin,2022,38(4):775-793.

［30］Casey L C,Fontana R J,Aday A,et al. ALFP:How much is pregnancy related ［J］. Hepatology,2020,72(4):1366-1377.

［31］Goldstein S A,Pagidipati N J. Hypertensive disorders of pregnancy and heart failure risk［J］. Curr Hypertens Rep,2022,24(7):205-213.

［32］Lindley K J,Walsh M N. Pregnancy and heart failure:A special issue of the journal of cardiac failure［J］. J Card Fail,2021,27(2):130-131.

［33］Gourd N M,Nikitas N. MODS［J］. J Intensive Care Med,2020,35(12):1564-1575.

［34］Shyu S,Rajgariah A,Saoud C,et al. Image-guided lymph node fine-needle aspiration:The Johns Hopkins Hospital experience［J］. J Am Soc Cytopat hol,2021,10 (6):543-557.

［35］邱海波,杨毅.重症医学规范流程实践［M］.2版.北京:人民卫生出版社, 2018:59-67.

［36］陈孝平,汪建平,赵继宗,等.外科学［M］.9版.北京:人民卫生出版社, 2018:67-88.

［37］Morrison D R,Moore L S,Walsh E M. Perioperative pain management following otologic surgery［J］. Otolaryngol Clin Nort h Am,2020,53(5):803-810.

［38］Drinhaus H,Schumacher C. In halation anest hetics:Consider ecological aspects［J］. Anaesthesist,2021,70(4):340-341.

［39］Nguyen H Y,Desai M S. The rise and fall of heterologous transfusion［J］. J Anesth Hist,2020,6(3):127-132.

［40］Wichman B E,Nilson J,Govindan S,et al. Beyond lipids:Novel mechanisms for parenteral nutrition-associated liver disease［J］. Nutr Clin Pract,2022,37(2):265-273.

［41］Arends J,Jordan K. Supplemental parenteral nutrition:Decisions based on peak evidence[J]. ESMO Open,2020,5(4):e000831.

[42]万学红,卢雪峰,刘成玉,等.诊断学[M].9版.北京:人民卫生出版社,2018:607-624.

[43]Dalton H J,Berg R A,Nadkarni V M,et al. Cardiopulmonary resuscitation and rescue therapies[J]. Crit Care Med,2021,49(9):1375-1388.

[44]Kushnir A,Palte E,Morris N,et al. Improving fluid output monitoring in the intensive care unit[J]. J Intensive Care Med,2022,37(1):114-119.

[45]Basile C,Davenport A,Mitra S,et al. Frontiers in hemodialysis:Innovations and technological advances[J]. Artif Organs,2021,45(2):175-182.

[46]Mirzajani A,Narooie-Noori F,Aminivishteh R,et al. Changes in refractive and optometric findings during pregnancy[J]. Med J Islam Repub Iran,2022,36:102.

[47]Pouypoudat L,Tomczyk L,Gauchotte E,et al. Intrauterine tamponade:Practices and training assessment[J]. Gynecol Obstet Fertil Senol,2020,48(5):409-413.

[48]Tomasian A,Long J,Jennings J. Fluoroscopy-guided bone marrow aspiration and biopsy:Technical note[J]. Diagn Interv Radiol,2020,27(2):283-284.

[49]Perry S,Barnes J,Allan A. Performing and interpreting a lumbar puncture[J]. Br J Hosp Med (Lond),2018,79(12):C183-C187.

[50]Xu T,Wang Y,Chen Y. Risk of spinal hematoma after lumbar puncture[J]. JAMA,2021,325(8):787.

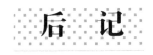

后 记

　　重症医学是一门新兴学科，较传统的二级学科年轻而富有生命力。重症医学注重理论知识和临床实践的结合，突出临床应用思维的培养。重症医学注重专业性和综合性，整合内科、外科、妇科、产科、护理学的多种理论和专业技能。重症医学是临床医学的核心学科，是医院整体实力的体现，是医学现代化的标志，是21世纪医学模式转变的代表。

　　妇产科重症医学是重症医学的一个分支，不仅具有重症医学的一般特点，还具有自己独特的一面。妇科重症中的产科因素，产科重症中的胎儿因素，都是妇产科重症医学所面临的难点和重点，都是妇产科重症医学必须攻克的关隘堡垒。本书在重症医学的基础上，结合妊娠病理生理学特点，突出妇产科重症的特性，解决妇产科重症医学所面对的难点和重点，为妇产科医师和重症医师提供参考。

　　《妇产科重症医学》作为"《妇产科学》（第9版）临床应用研究丛书"之一，将根据医学教材的改版或再版而进行调整，将紧随医学前沿进展而不断更新，届时将推出最新的版本，与业内同仁共享。

　　希望《妇产科重症医学》能为妇产科和重症工作者提供参考，同时恳请广大重症医学同仁在应用中发现问题，给予批评指正。

2022年12月12日